Wo Sport Spaß macht

Ulla Häfelinger

# Gymnastik für den Beckenboden

## Der Beckenboden – Ein starkes Stück Frau

Meyer & Meyer Verlag

**Gymnastik für den Beckenboden**

Bibliografische Information Der Deutschen Bibliothek
Die Deutsche Bibliothek verzeichnet diese Publikation in der Deutschen
Nationalbibliografie; detaillierte bibliografische Daten sind im Internet über
http://dnb.ddb.de abrufbar.

© 1999 by Meyer & Meyer Verlag, Aachen
3. Auflage 2004
Adelaide, Auckland, Budapest, Graz, Johannesburg, Miami,
Olten (CH), Oxford, Singapore, Toronto
Member of the World
Sportpublishers' Association (WSPA)
Druck und Bindung: Finidr s. r. o., Ceský Těšın
ISBN 3-89124-810-5
E-Mail: verlag@m-m-sports.com

# Inhaltsverzeichnis

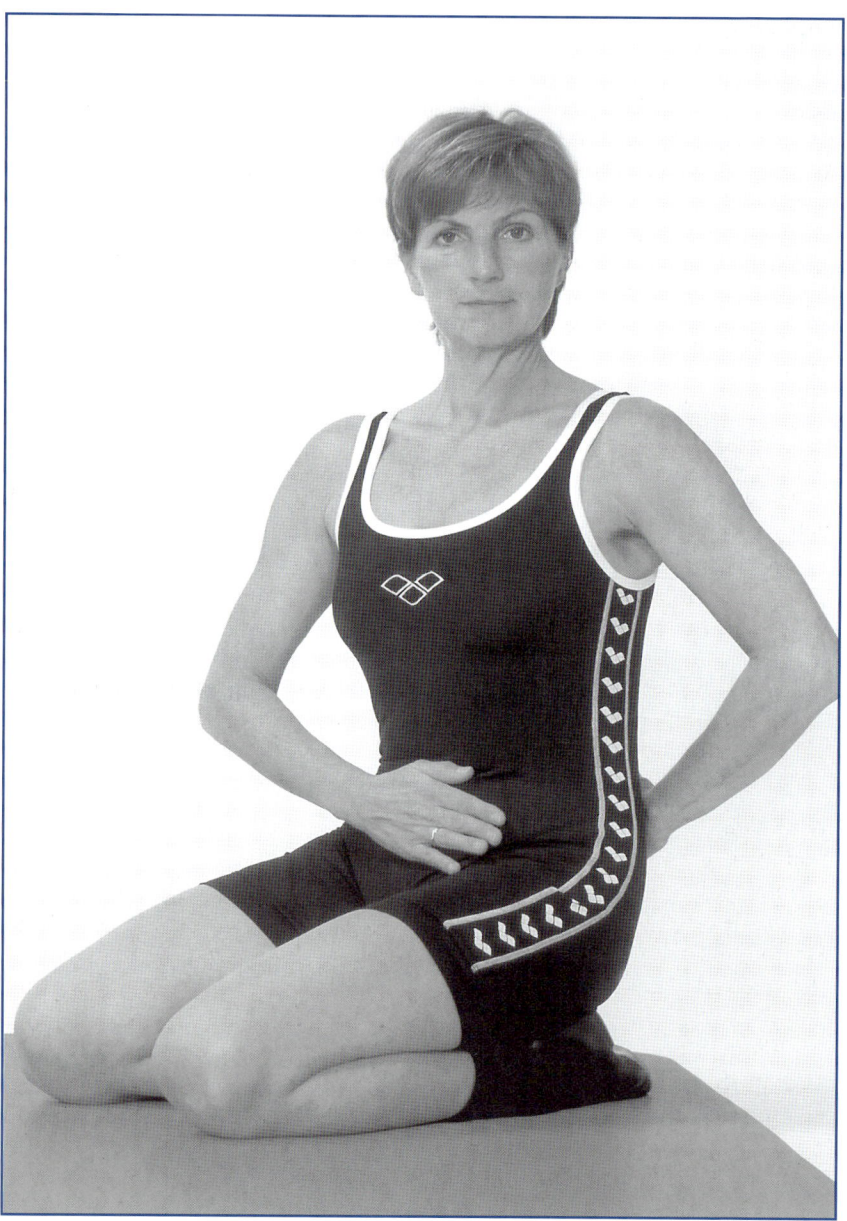

# Vorwort

Die Harninkontinenz mit ihren gesundheitlichen und psychischen Aspekten ist immer noch ein Tabuthema. Das muss nicht sein! Die Beckenbodenmuskulatur ist ein in unserem Körper noch weithin unbekannter Bereich.

Dies ist nicht verwunderlich, denn diese Muskeln bewegen weder ein Gelenk noch sind sie für uns sichtbar. Ihre Aufgabe besteht in der Erhaltung der normalen Lage der Genitalorgane sowie der Blase und des Darms. Durch die verschiedensten Einflüsse, wie Schwangerschaft, Geburt und Östrogenmangel (während und nach den Wechseljahren) ist die Gefahr, dass die Beckenbodenmuskulatur geschwächt wird und dann ihre Stütz- und Haltefunktion nicht mehr erfüllen kann, sehr groß. Ins Blickfeld des Interesses treten diese Muskeln meist erst, wenn daraus resultierend eine Harninkontinenz auftritt. Es ist und bleibt vorwiegend ein Thema von uns Frauen – und betrifft dabei alle Altersgruppen.

Dieses Buch richtet sich an alle Frauen. Auch wenn noch keine Beschwerden aufgetreten sind, sollte im Sinne der Vorbeugung Aktivität gezeigt werden, um die Funktionsfähigkeit der Beckenbodenmuskulatur zu erhalten. Besteht schon eine Schwächung der Muskeln mit ihren Begleiterscheinungen oder ist gar ein operativer Eingriff vorgenommen worden, muss die Muskulatur in jedem Fall trainiert werden.

Wir Frauen selbst müssen eigenverantwortlich die Probleme unseres Beckenbodens erkennen. Nur dann ist es möglich, vorbeugend, verbessernd und heilend tätig zu werden. Insbesondere möchte ich mit diesem Buch auch Übungsleiterinnen ansprechen: Wecken Sie das Bewusstsein für den unbekannten Körperteil und integrieren Sie das Beckenbodentraining in Ihre Übungsstunde!

Vor allem in der Prävention sehe ich für die Vereine eine sinnvolle Aufgabe. Das vorliegende Buch beinhaltet:
• Hintergrundinformationen rund um die Blasenschwäche.
• Einen leicht verständlichen Exkurs in die Anatomie.
• Einen großen Übungsteil mit Übungen zur Körperwahrnehmung, Möglichkeiten der Entspannung und Tipps für den Alltag.

Hoffentlich habe ich Sie neugierig gemacht und wünsche Ihnen beim Umsetzen des Gelesenen viel Erfolg.

An dieser Stelle möchte ich mich ganz herzlich beim Deutschen Turner-Bund bedanken, mich als Autorin für diese Buch vorzuschlagen. Der Sportartikelfirma Arena danke ich für die unkomplizierte Bereitstellung von Sportkleidung. Einen besonderen Dank richte ich an den Fotografen Steffen Hauswirth für seine sehr einfühlsame Arbeit mit einem „nicht professionellen Model" und seine ausgezeichneten Fotos.

*Ein Hinweis zur Sprache:*
Meist werden im Buch die Frauen direkt angesprochen, in allen übrigen Fällen wird aus Gründen der besseren Lesbarkeit die sprachneutrale Form gewählt. Das Buch wurde nach den Regeln der neuen Rechtschreibung verfasst.

# 1 Einleitung

Über Beckenbodenschwäche und die dazugehörige Problematik wird bei uns leider noch immer nur hinter vorgehaltener Hand gesprochen. Nachdem in den letzten Jahren über immer mehr ehemalige Tabuthemen öffentlich und offen gesprochen wurde, wird die Harninkontinenz langsam zum Tabuthema Nummer eins. Heute sind 75% der Frauen und 25% der Männer von Blasenschwäche betroffen.

Das Risiko steigt mit zunehmendem Lebensalter. Man kann durchaus von einer Volkskrankheit sprechen, die auch wirtschaftlich gesehen große Auswirkungen für die Gesellschaft hat. Schätzungsweise werden in Deutschland allein für Inkontinenzhilfen etwa zwei Milliarden DM im Jahr ausgegeben. Das Tabu wird nur von der Werbung gebrochen, indem man den riesigen Markt für Slipeinlagen u.Ä. erkannt hat. Hier wird das Problem direkt angesprochen, weil es viel zu verdienen gibt. Die Betroffenen schweigen weitgehend. Ihnen ist ihr Problem peinlich.

Es ist an der Zeit, das Schweigen zu brechen. Natürlich ist es peinlich, wenn etwas in die Hose geht. Doch sind Frauen und Männer aufgerufen, die Probleme mit ihrem Beckenboden als ihre eigenen zu erkennen. Wir sind es, die im Sinne der Prävention und der Heilung mit den meist noch unbekannten Muskeln arbeiten können. Auch vorhandene Kräfte müssen gepflegt werden, damit sie uns erhalten bleiben.

Doch wie soll man Kräfte pflegen, wenn nicht einmal in meiner Ausbildung als Krankengymnastin dieser Bereich mit seinen dazugehörenden Muskeln große Beachtung fand, von deren Funktion und ihrer Bedeutung für unser Leben ganz zu schweigen? Die Beckenbodenmuskeln bewegen kein Gelenk, wir können sie nicht sehen und somit zählen sie auch nicht zum Bewegungsapparat. So einfach ist das scheinbar.

Da die Menschen in unserer Gesellschaft immer älter werden, kommt auch dem sozialen und ethischen Aspekt eine große Bedeutung zu. Es ist schon ein Verlust an Würde, wenn im Alter Hilfe von außen für die eigene Hygiene benötigt wird. Auch der Gang zum Arzt ist leider noch sehr oft mit der Aussage verbunden: „Dieses Leiden ist sehr verbreitet und damit werden Sie wohl leben müssen." Wir Frauen, und ich spreche hier aus eigener Erfahrung, müssen die Verantwortung für unser Problem selbst in die Hand nehmen. Handeln wir im Sinne der Prävention und der Motivation und bekämpfen die Harninkontinenz.

Gut wäre es, das Training des Beckenbodens als selbstverständlichen Teil in unser tägliches Leben zu integrieren. Aber ohne Wissen über die Lage und Funktion des Beckenbodens und seiner dazugehörenden Muskeln ist es für jeden schwer, ein gezieltes Training zu absolvieren. Ich hoffe, es wird mir mit diesem Buch gelingen, Ihre Eigeninitiative zu mobilisieren, damit Sie Ihre Lebensfreude neu empfinden können.

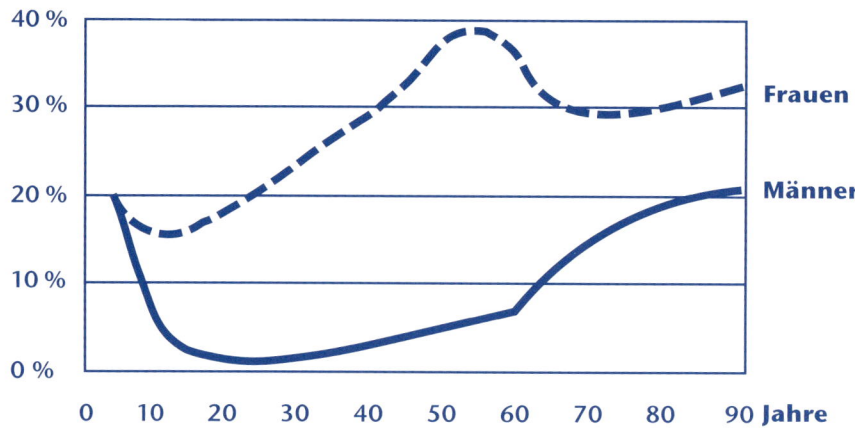

*Abb. 1: Häufigkeit der Harninkontinenz bei Männern und Frauen in %*

# TEIL A
# HINTERGRUNDINFORMATIONEN

# 2 Das Becken

## 2.1 Das Becken – Zentrum unseres Körpers

*„Ein Haus hat Mauern, ein Dach, Türen und Fenster, aber sein Zweck ist der innere Raum."*

LAOTSE: TAO TE KING

Vor etwa fünftausend Jahren entstand die älteste lebende Kultur der Welt, die Kultur Chinas. Alte chinesische Texte berufen sich darauf, dass sich das Zentrum unserer Vitalität, Intuition und Lebensfreude in unserer Körpermitte befindet. Im Fernen Osten bezeichnet man diese Körpermitte als „Dantien". Das „Dantien" liegt etwa zwei Fingerbreit unterhalb und innerhalb des Nabels und genau da befindet sich unser Bauchraum mit dem Beckenboden und seinen Organen.

In diesem Zentrum werden Lebensprozesse organisiert, die der Arterhaltung sowie der sozialen Beziehung, der Nähe und Sexualität dienen. Sie werden geschützt durch einen kraftvollen und geschwächt durch einen kraftlosen Beckenboden. Ein Kind wird im Becken empfangen, wächst im Becken heran und wird aus dem Becken geboren. Es ist wohl kein Zufall, dass hier der geschützte Schwerpunkt unseres Körpers liegt. Hier kann sich der Embryo am besten entwickeln, umgeben von lebenswichtigen Organen und einer zuverlässigen Blutzufuhr.

Die Frage stellt sich: „Warum haben wir unser Bewusstsein in Bezug auf unsere Körpermitte verloren?" Auch in unserer westlichen Welt kennen wir Redewendungen wie, „aus dem Bauch heraus entscheiden" oder wir spüren bei Unstimmigkeiten und Unzufriedenheit „ein unangenehmes Gefühl im Bauch". Tagtägliche Entscheidungen, die wir treffen, beginnen in der Körpermitte und gehen von dort aus den Weg zum Verstand. Wir sind uns des-

*11*

sen nur nicht mehr bewusst. Wir sollten uns unserer Körpermitte wieder vertrauensvoll zuwenden, weil sie als Zentrum unserer Gefühle im Stande ist, hilfreiche Impulse zu senden.

Dieser Teil der fernöstlichen Lehren enthält für mich eine große Wahrheit. Wird nicht dieser Bereich unseres Körpers mit einer Tabuzone belegt? Schon die geschlechtliche Erziehung in unserer Kindheit war, wenn sie überhaupt stattfand, meist moralisch überzogen und mit vielen „Neins" versehen.

Die kleinen Jungen haben und hatten es da ein bisschen besser. Ihre Geschlechtsteile sind nicht zu übersehen und ein Lächeln geht über unser Gesicht, wenn ein nackter, dreijähriger Knirps im Freibad ganz versunken mit seinem Penis spielt. Er ist beim Wasserlassen einfach dazu gezwungen, seinen Penis zu berühren. Für jeden Jungen ist das eine Selbstverständlichkeit und er ist stolz auf ihn und findet ihn interessant.

Die Mädchen dagegen, deren Sexualorgane im Innern verborgen sind, werden meist mit den Worten: „Finger weg" zur Ordnung gerufen, sollten sie ihre Geschlechtsteile neugierig erforschen wollen.
    Sehr oft werden die Mädchen mit ihrer Geschlechtlichkeit allein gelassen und der ganze Bereich ist für sie mit Vorurteilen und mit Schamgefühlen verbunden. Auch ein psychologischer Aspekt muss hier bedacht werden:

Die Art der geschlechtlichen Erziehung wird in der Kindheit meist unreflektiert wahrgenommen und später bei den eigenen Kindern oft übernommen. Dies kann generationenübergreifend wirksam bleiben. Schenken wir unseren Kindern oder Enkeln eine natürliche und liebevolle Geschlechtserziehung, die sie ihren Körper als Ganzheit betrachten lässt. Glücklicherweise öffnen sich ganz langsam Türen zu einer Enttabuisierung des Themas und die Beckenbodenproblematik, vor allem mit ihrer Form der Harninkontinenz, wird offen an- und ausgesprochen.

Zwei Drittel aller Frauen werden in ihrem Leben mit diesem Problem konfrontiert und wir sollten „FRAU" genug sein, das Gefühl der Demütigung abzulegen, offen zu werden und uns einen zu Weg bahnen, aktiv gegen die Problematik anzugehen. Lernen wir, unseren Körper neu zu entdecken, nehmen wir unser Zentrum des Körpers bewusst wahr und spüren wir die inneren verborgenen Kräfte, die in uns schlummern!

## 2.2 Beckenboden und Sexualität

Sexualität gehört zu unserem Leben wie Nahrungsaufnahme – Nahrung für unsere Seele. So sind wir geschaffen und es ist schade, wenn wir durch Schwächung der Muskeln im Beckenraum Freude und Lust an unserer Körperlichkeit einbüßen. Wir Frauen bewahren uns unsere Sexualität bis ins hohe Alter. Ein gutes Geschlechtsleben bewirkt Ausgeglichenheit, Spannungsabbau und Emotionalität, alles Dinge, die dafür sorgen, dass es uns gut geht und wir uns wohl fühlen.

In seinem Buch „Liebe und Orgasmus" spricht Alexander LOWEN von der Wahrheit und Weisheit des Körpers und sagt auch: „Der Weg zu einem reichen Leben geht sicher über ein vollständiges Erleben des Körpers und seiner Sexualität." Wir können selbst dazu beitragen, die Voraussetzungen für ein glückliches Geschlechtsleben zu schaffen. Da Körper und Seele in einer engen Beziehung zueinander stehen, bewirkt die Auseinandersetzung mit der Körperlichkeit ein größeres Selbstvertrauen zu sich selbst.

Um die gleichwertige Partnerschaft zwischen Mann und Frau auch im Sexualleben zu verwirklichen, müssen wir uns aus unserer Passivität befreien und ein neues Verhältnis zu unserem eigenen Körper entwickeln. Das weibliche Becken stellt genauso ein Bewegungszentrum dar wie das Skelettsystem mit seinen Muskeln. Eine funktionstüchtige Beckenbodenmuskulatur kann man als so genannte dritte Hand bezeichnen. Sie kann fühlen, steuern, festhalten, ergreifen und rhythmisch agieren.

Das ‚Greifen' der Beckenbodenmuskeln wird auch der Partner wie einen Händedruck oder eine Umarmung empfinden. Eine verbesserte weibliche Beckenbodenmuskulatur wirkt sich im Geschlechtsleben für beide Partner positiv aus. Wenn keine Empfindung für die Muskulatur vorhanden ist, ihre Funktion nicht bekannt ist und man nicht weiß, wie sie beschaffen ist, dann kann man die Muskeln auch nicht richtig gebrauchen.

Zu einem ausgeglichenen und glücklichen Sexualleben gehört nicht zuletzt die Fähigkeit, die Muskeln des Beckenbodens willentlich zu spannen und zu entspannen. Die Muskeln, die nicht ihrem Zweck entsprechend gebraucht werden, erschlaffen und bilden sich zurück. Wenn man sie trainiert, werden sie wieder stark. Es ist beruhigend zu wissen, dass Muskeln immer und in jeder Altersphase die Fähigkeit zur Regeneration besitzen. Kraft lässt sich nur erwerben, wenn man sie selbst entwickelt. Je mehr Kraft man braucht, desto mehr bekommt man. Gebraucht man sie nicht, so verliert man sie.

Bei einer gut entwickelten Beckenbodenmuskulatur gibt es sehr geringe sexuelle Probleme. Ist die Muskulatur jedoch schwach, stellt sich oft auch eine Unzufriedenheit und sexuelle Gleichgültigkeit ein. Von großer Bedeutung für die sexuelle Empfindung ist für die Frau der Scheidenmuskel. Er umgibt die Scheidenwände und kann bewusst zusammengezogen werden. Da er mit vielen empfindsamen Nervenenden versorgt ist, die sowohl auf Zug als auch auf Druck reagieren, ermöglicht er starke sexuelle Empfindungen. Vor allem beim Geschlechtsakt verstärkt sich dieser Druck. Um als Mensch im Gleichgewicht zu bleiben, essen wir, wenn wir Hunger haben und schlafen wir, wenn wir müde sind. Genauso verhält es sich mit der Sexualität, die Erhaltung des Gleichgewichts zwischen Bedürfnis und Befriedigung. Löst sich die Spannung durch ein unbefriedigtes Geschlechtsleben nicht auf, dann gerät die Beziehung zwischen Körper und Seele ins Ungleichgewicht. Diese Disharmonie, über einen längeren Zeitraum erlebt, macht uns gereizt und unausgeglichen.

Wenn Ihre gesamte Beckenbodenmuskulatur erstarkt ist, spüren Sie die Kraft wie einen Sog nach innen, die sie dann bewusst einsetzen können. Wundern Sie sich nicht, wenn Ihr Partner Ihnen zu unüblicher Zeit einen Blumenstrauß schenkt. Freuen Sie sich: Ihre Arbeit mit Ihren innersten Muskeln hat sich gelohnt. Ein ganz anderes Problem sehe ich für Frauen, die gerade entbunden haben.

Die Beckenbodenmuskulatur ist während des Geburtsvorgangs gewaltig gedehnt worden. Kommt gar noch ein Dammschnitt hinzu, dann ist anfangs ein willentliches Zusammenziehen der Beckenbodenmuskulatur sehr schmerzhaft. Aber so, wie sich Ihre Figur wieder normalisiert, wird sich auch nach einer gewissen Zeit die Koordination der Muskeln wieder einstellen und Sie werden die Kraft im Becken wieder spüren.

Das Geschlechtsleben nach einer Geburt kann anfangs enttäuschend sein und Sie empfinden vielleicht nicht mehr dasselbe wie vorher. Es ist auch möglich, dass die sexuelle Lust durch den starken Spannungsverlust der Beckenbodenmuskulatur fehlt. Lassen Sie sich nicht entmutigen, sondern setzen Sie Ihr Beckenbodentraining fort und gönnen Sie sich Zeit, sich auch selbst zu erholen. Sexualität wird dadurch anders empfunden – intensiver, schöner und lebendiger. Ist es das nicht wert, für eine gut funktionierende Beckenbodenmuskulatur zu sorgen, um damit Ihrer Seele Nahrung zu geben?

# 3 Der Beckenboden – genauer betrachtet

## 3.1 Anatomische Voraussetzungen

Wenn es sich um den Beckenboden handelt, muss man Frauen als das schwache Geschlecht bezeichnen, denn die Konstruktion des Beckenbodens ist bei der Frau weniger stabil als beim Mann. Auch ist der Durchmesser des weiblichen Beckens größer, was sein muss, damit ein Kind bei der Geburt hindurchtreten kann.

Außerdem ist der weibliche Beckenboden an drei Stellen unterbrochen für den Durchlass von Harnröhre, Scheide und Darm, beim männlichen Beckenboden nur an zwei Stellen. Dazu kommt noch, dass der weibliche Beckenboden während der Schwangerschaft dem wachsenden Druck Widerstand leissten und der gewaltsamen Erweiterung während des Geburtsvorgangs standhalten soll.

Durch die hormonelle Veränderung während der Wechseljahre wird die Durchblutung vermindert und das Gewebe reduziert.

Wenn ältere Menschen im Krankenhaus einen Blasenkatheter gelegt bekommen, ist das zwar eine Erleichterung für den Patienten und das Pflegepersonal, doch die normale Funktion der Blase wird damit außer Kraft gesetzt und eine bleibende Inkontinenz könnte bestehen bleiben, vor allem, wenn nach Entfernung des Blasenkatheters kein Blasentraining erfolgt. Das bedeutet für uns Frauen, dass wir die Verantwortung für unser Problem selbst in die Hand nehmen müssen. Die Harninkontinenz ist ein ernst zu nehmendes Problem, das mit Erfolg bekämpft werden kann.

Für die Älteren bedeutet sie einen Verlust an Würde und so kommt dem sozialen Aspekt eine große Bedeutung zu. Die daraus resultierenden psychischen Leiden sollten nicht unterschätzt werden. Es ist notwendig, uns das Wissen um die Problematik der Harninkontinenz anzueignen. Erst dann kann man ein Training rechtzeitig durchführen zum Erwerb eines besseren Körper- und Muskelgefühls, um mehr Kraft in unserem Beckenboden zu erhalten.

### Das knöcherne Becken

Das Becken bildet die Basis des Rumpfes und stellt gleichzeitig die Verbindung zur Wirbelsäule und zu den unteren Extremitäten her. Es ist ein in sich geschlossener Ring, der demzufolge auch Beckenring oder Beckengürtel genannt wird. Er wird gebildet von den rechts und links gelegenen Hüftbeinen – Ossa coxae – und dem Kreuzbein – Os sacrum.

An der Rückseite des Beckens verbinden die beiden Illiosacralgelenke das Kreuzbein mit den Hüftbeinen und nach vorne besteht die Verbindung der Hüftbeine durch eine Knorpelschicht, der Schambeinfuge - Symphysis pubica. Das Hüftbein selbst setzt sich aus drei miteinander verwachsenen Knochen zusammen: dem Darmbein – Os ilium – , dem Sitzbein – Os ischii – und dem Schambein – Os pubis.

Wenn man sich nun das Becken in der Form eines Trichters vorstellt, dann verbindet die obere Trichteröffnung die Bauchhöhle mit dem Beckenraum. Gleichzeitig unterscheidet man zwischen dem großen und dem kleinen Becken. Das große Becken wird von den Darmbeinschaufeln und dem Kreuzbein begrenzt und trägt die Eingeweide des Bauchs. Das kleine Becken wird von den Schambeinen und den Sitzbeinen begrenzt und umgibt die inneren Geschlechtsorgane sowie die Harnblase und den Mastdarm. Da auf diesem knöchernen Beckenausgang das Gewicht der Organe getragen wird, ist das kleine Becken mit Muskeln, dem so genannten Beckenboden ausgekleidet.

Vergleicht man nun ein weibliches mit einen männlichen Becken, sind geschlechtsspezifische Unterschiede feststellbar. Das weibliche Becken ist in seinem Durchmesser größer und ausladender, weniger hoch und der Beckeneingang ist weiter.

Diese Merkmale stehen im direkten Zusammenhang mit Schwangerschaft und Geburt. Zum Anfang einer Schwangerschaft befindet sich das Kind noch oberhalb des Beckeneingangs. Während der Geburt muss nun der kindliche Kopf den Beckenrand passieren und tritt in das kleine Becken, um durch den engen Beckenausgang das Becken zu verlassen. Es ist sicher gut vorstellbar, das dabei die Beckenbodenmuskeln bis auf das Äußerste gedehnt werden.

Wenn man beim körperlichen Training von Rumpfstabilisation spricht, spielt dabei vor allem die Stabilisation und Balance des Beckens eine entscheidende Rolle. Denn außer den Bauch- und Gesäßmuskeln sind die gut funktionierenden Beckenbodenmuskeln eine wichtige Voraussetzung für eine gute Haltung. Ohne sie, mit ihrer Aufgabe des Tragens und Stützens, wäre der aufrechte Gang nicht möglich. Spürbar wird es, wenn wir die Beckenbodenmuskeln aktivieren und sich dabei die Wirbelsäule streckt und wir wieder in unser Lot gelangen.

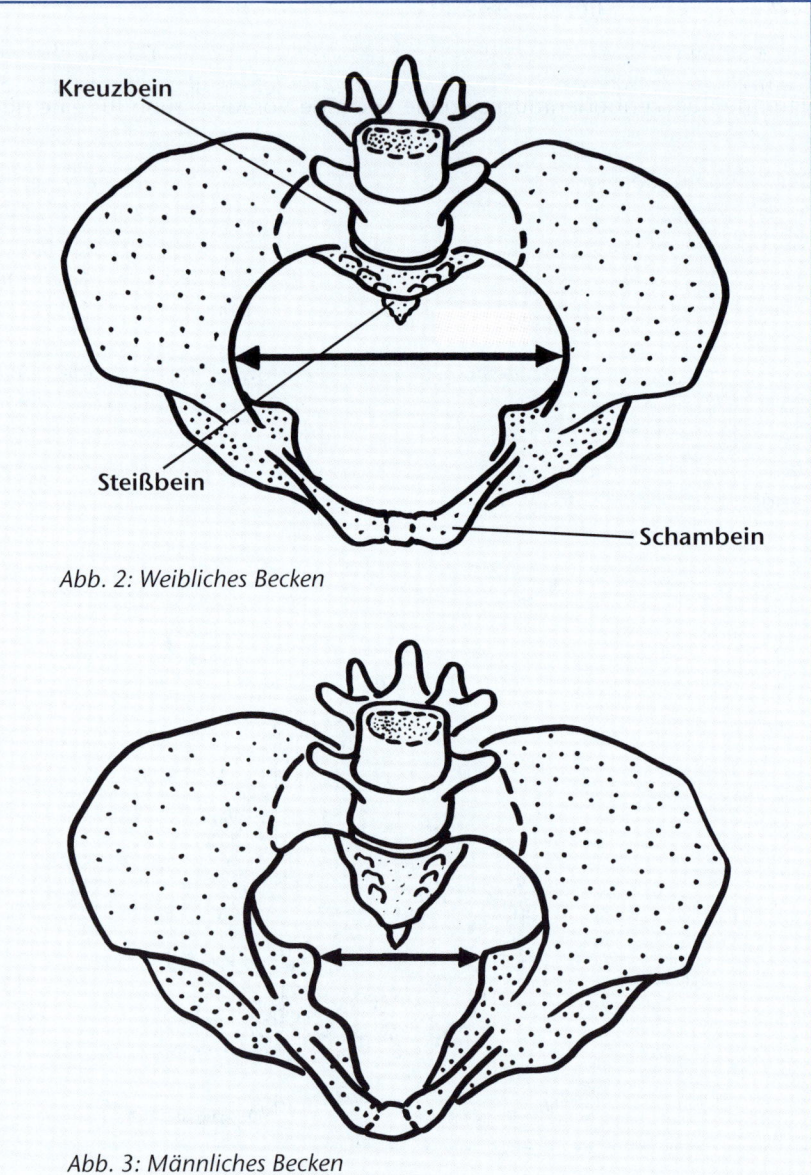

Kreuzbein

Steißbein

Schambein

*Abb. 2: Weibliches Becken*

*Abb. 3: Männliches Becken*

## Beckenboden – Anatomie, Aufgaben und Funktion

Die Muskeln des Beckenbodens sind für uns unsichtbar. Das macht eine Kontrolle durch Betrachten oder Handauflegen schwierig. Wir sind also gezwungen, in uns hineinzufühlen und zu spüren.

Der Beckenboden besteht aus drei Muskelschichten, die am knöchernen Becken angebracht sind. Sie dienen dem Halt der Eingeweide und der Stützung der Genitalorgane und bilden den muskulären Abschluss des Bauchraums nach unten. Sie halten außerdem die Öffnungen von Harnröhre, Scheide und Enddarm geschlossen und in ihrer Position.

Das Tragen, Stützen und Verschließen ist für ein gutes Wohlbefinden unerlässlich. Ebenso wichtig ist das Öffnen und Loslassen, denn zu gegebener Zeit müssen sich die Muskeln lockern und öffnen, um so das Entleeren von Blase und Enddarm zu ermöglichen sowie die Funktionalität der Scheidenöffnung bei Geschlechtsverkehr und Geburt.

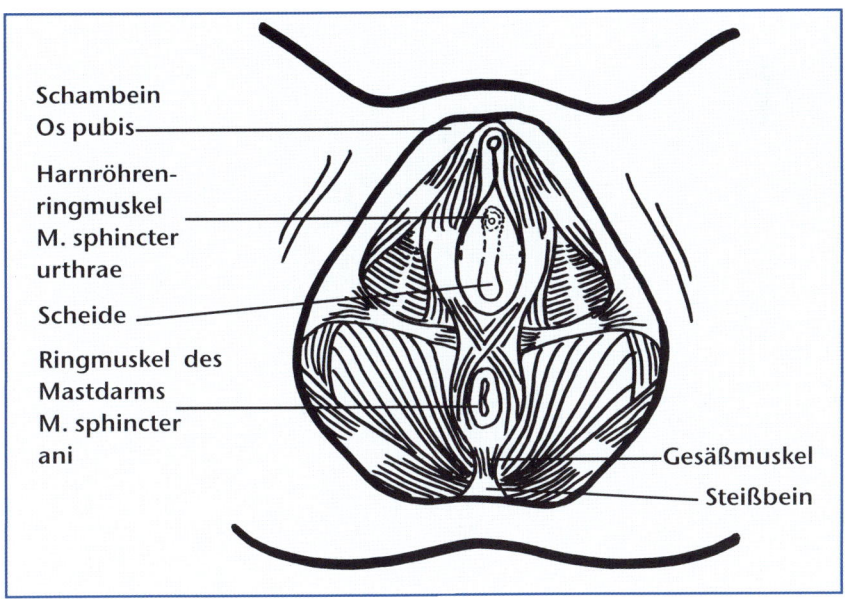

Schambein
Os pubis

Harnröhren-
ringmuskel
M. sphincter
urthrae

Scheide

Ringmuskel des
Mastdarms
M. sphincter
ani

Gesäßmuskel

Steißbein

*Abb. 4: Der Beckenboden als Gesamtansicht*

Wenn das Muskelspiel zwischen Verschließen und Öffnen in einem guten Gleichgewicht steht, fühlen wir uns wohl. Es ist für jede Frau belastend und eine Minderung ihres Selbstwertgefühls, wenn die Funktion des Blasenschließmuskels beeinträchtigt ist. Um ein gutes Gleichgewicht zu erreichen, müssen wir erst die Muskeln kennen lernen sowie ihre Funktion und Arbeitsweise verstehen lernen. Das Beckenbodentraining hilft uns dabei, sie aufzubauen und gezielt in unser Leben mit einzubeziehen. Wir unterscheiden in eine

- **innere**
- **mittlere und eine**
- **äußereMuskelschicht.**

Die drei Muskelschichten liegen gitterförmig übereinander und bestehen aus quer gestreifter Muskulatur, die durch Bindegewebe und Faszien miteinander verbunden sind und somit für den Halt im Beckenbodenbereich sorgen. Für die drei Kanäle: Enddarm, Scheide und Harnröhre bildet diese Muskulatur Öffnungen und ist somit einmal mehr durchbrochen wie beim Mann. Gleichzeitig ist bei uns Frauen das Bindegewebe in diesem Bereich schwächer, damit leiden wir häufiger unter Beschwerden.

### Die innere Beckenbodenschicht

Die innere Schicht der Beckenbodenmuskeln, das Diaphragma pelvis, wird vom M. levator ani gebildet. Er verläuft in zwei Muskelsträngen von der Steißbeinspitze nach vorne und ist wie ein Fächer breitflächig an beiden Seiten des kleinen Beckens befestigt. Der Muskel gleicht einem ins Becken gerichteten Trichter, der sich zum Schambein hin in einen rechten und linken Schenkel spaltet.

Er lässt einen längs gestellten Weichteilspalt frei, den so genannten Levatorspalt, der sich vorne durch das Schambein, seitlich durch freie Ränder und hinten durch die Levatorplatte zusammensetzt, als Öffnungen für Harnröhre, Scheide und After.

Der M. levator ani ist der Hauptmuskel der inneren Beckenbodenschicht und besteht aus drei muskulären  Unterabteilungen: dem M. pubococcygeus, dem M. iliococcygeus und dem M. puborectalis. Der kräftige Muskelstrang verläuft zum Rücken hin leicht bergab und ist am unteren Ende des Kreuzbeins befestigt. Einige seiner Muskelfasern schlingen sich um den Enddarm oberhalb des Afterschließmuskels und stützen und halten ihn. Nicht umsonst beinhaltet die Übersetzung des Namens Levator ani die besondere Bedeutung des Muskels, „Afterheber". Ein weiterer Muskel, der M. coccygeus, spannt sich von den Sitzbeinstacheln zum Steißbein. Beim Zusammenziehen der inneren Beckenbodenschicht kommt es zu einer Straffung, der Beckenboden hebt sich an und der Levatorspalt verkürzt sich. Durch diese Aktivität wird ein Vorfallen von Scheide und Gebärmutter verhindert. Beim aufrechten Stand hat der Musculus levator ani das Gewicht der Organe zu tragen, die auf ihm lasten. Kommt es zur Drucksteigerung in der Beckenhöhle, muss er aktive Arbeit leisten.

Die innere Schicht trägt dazu bei, das Becken und die Wirbelsäule aufrechtzuerhalten und besitzt dadurch den größten Einfluss auf unsere Körperhaltung.

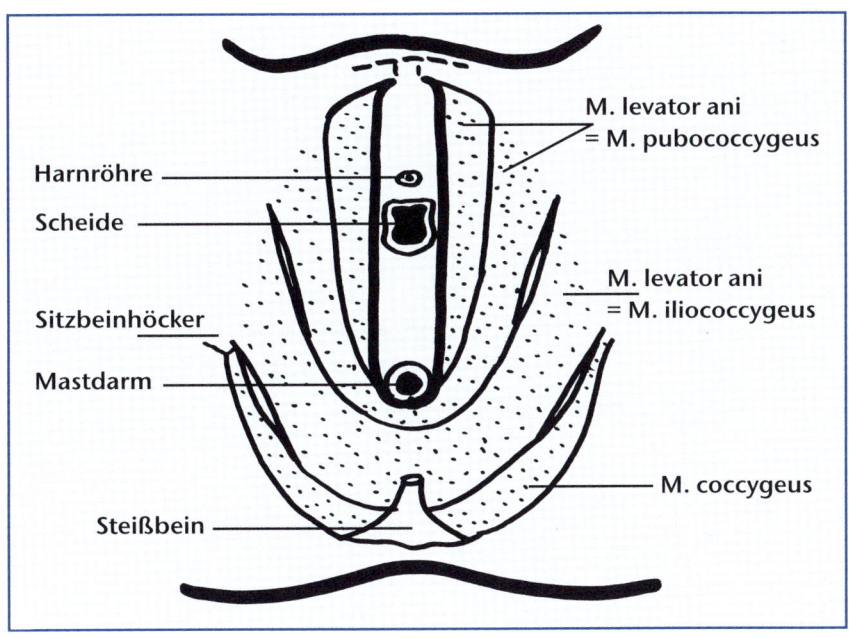

*Abb. 5: Die innere Beckenbodenschicht*

### Die mittlere Beckenbodenschicht

Der inneren Schicht ist ein zweites Zwerchfell, das Diaphragma urogenitale, vorgelagert, dessen wesentlicher Hauptmuskel vom tiefen, queren Dammmuskel, dem M. transversus perinei profundus, gebildet wird. Diese Muskelplatte verläuft von der rechten Innenseite des knöchernen Beckens quer hinüber zur linken Innenseite und deckt den Beckenausgang zu drei Viertel ab. Der untere Rand der Platte ist nach hinten gerichtet und zieht vor dem After quer durch den Beckenausgang. Die quere Verlaufsrichtung sichert damit den Spalt, den der M. levator ani öffnet, um Harnröhre und Scheide durchtreten zu lassen.

Diese Muskelplatte ist bei beiden Geschlechtern unterschiedlich. Der Anteil des Muskelgewebes beträgt bei Männern fast das Doppelte. Zusätzlich geschwächt wird sie bei der Frau durch die durchtretende Scheide.

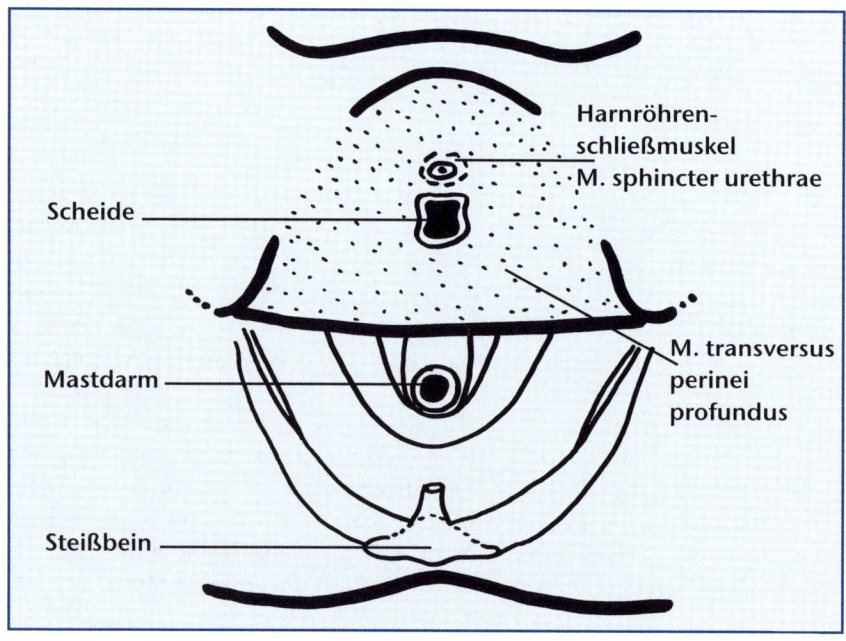

*Abb. 6: Die mittlere Beckenbodenschicht*

Die hintersten und längsten Muskelfasern vermischen sich mit dem Muskelhaltekreuz der äußeren Beckenbodenschicht. Die vorderen Muskelfasern ziehen zur Harnröhre und umgeben sie spiralförmig und bilden somit den Blasenschließmuskel, den M. sphincter urethrae.

Die Aufgabe des Muskels besteht darin, den knöchernen Beckenausgang seitlich zu verengen, wenn vom Bauchraum Druck nach unten ausgeübt wird, wie z.B. beim Husten, Niesen und bei schwerem Heben.

Ein weiterer Muskel, der oberflächliche, quere Dammmuskel, - M. transversus perinei superficialis, hat lediglich eine stabilisierende Funktion. Sein Verlauf beginnt an der Innenseite des Sitzbeinhöckers, verankert sich mit in dem Muskelhaltekreuz der äußeren Beckenbodenschicht und läuft weiter zum anderen Sitzbeinhöcker.

Viele Frauen haben in dieser Muskelschicht ihren Schwachpunkt, denn schwere Gegenstände heben, tragen oder schieben bedeutet einen massiven Druck, der vom Bauchraum in den Beckenboden geleitet wird.

Also, Frauen, überlasst die schweren Gegenstände den Männern. Sie haben in dieser Muskelschicht mehr Muskelgewebe, das ihren Beckenboden schützt.

### Die äußere Beckenbodenschicht

Diese Muskelschicht verläuft unter der Hautoberfläche und besteht aus mehreren Muskeln.

Der „U-Muskel", – M. bulbospongiosus, verläuft vom Schambein um die Scheide herum zurück zum Schambein, wie eine U-förmige Schlinge. Seine Funktion ist die Verengung der Scheidenöffnung und er unterstützt den Harnröhrenschließmuskel.

Der M. bulbocavernosus entspringt am Schambein, bildet die Form einer Acht, welche Scheide und After in einer doppelten Schleife umkreist und sich am Kreuzbein befestigt. Im vorderen Teil der Acht befinden sich Harnröhrenöffnung, Klitoris und die Scheide, im hinteren Teil liegt der After. Die Muskelstränge laufen nicht aneinander vorbei, sondern werden durch Vermischung ihrer Muskelfasern zum so genannten Muskelhaltekreuz. Dadurch gibt dieser verkreuzte Muskelstrang den anderen Muskeln der äußeren Beckenbodenschicht zusätzlichen Halt.

*23*

Der Afterschließmuskel, – M. sphincter ani externus – liegt dicht unter der Hautoberfläche und besteht aus Ringmuskeln. Auch seine Fasern vermischen sich seitlich mit den Muskelfasern des Haltekreuzes. Die Hauptaufgabe besteht darin, den Enddarm zu verschließen.

Im Damm, einer Weichteilbrücke, zwischen dem After und der Scheide gelegen, vereinigen sich Muskelfasern aus allen drei Beckenbodenschichten. Auch der M. transversus perinei superficialis der mittleren Schicht verstärkt den Damm, da er rechts und links an den Sitzbeinhöckern befestigt ist. Zusammen mit dem M. ischiocavernosus, der paarig zwischen dem Schambeinast und dem Sitzbeinhöcker gespannt ist, bildet er ein Dreieck.

Man kann sich vorstellen, dass bei einem Dammschnitt während einer Geburt dadurch alle Beckenbodenmuskeln in Mitleidenschaft gezogen werden.

Die äußere Beckenbodenschicht hat noch ein besonderes Merkmal. Sie kann ganz allein, ohne Zuhilfenahme eines anderen Muskels, angespannt werden, in diesem Fall ohne Oberschenkel-, Gesäß- und Bauchmuskulatur.

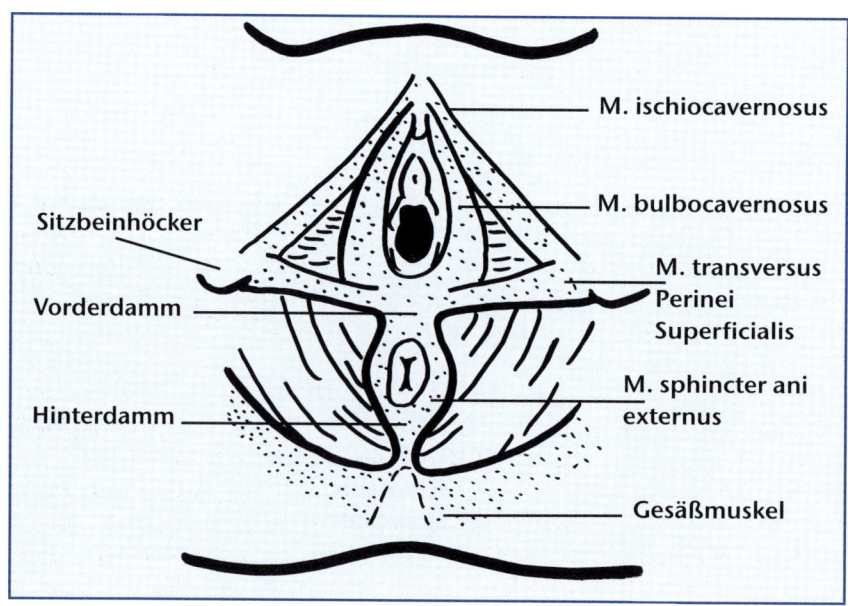

*Abb. 7: Die äußere Beckenbodenschicht*

Probieren Sie es aus: Setzen Sie sich aufrecht auf einen Stuhl. Legen Sie die Hände entspannt auf die Oberschenkel. Jetzt versuchen Sie, ganz sanft ihre ‚Schamlippen' blinzeln zu lassen, d.h. abwechselnd anspannen und locker lassen. Sie werden feststellen, wie dadurch die Durchblutung gesteigert wird und die äußere Beckenbodenschicht sich warm anfühlt.

Der knöcherne Abschluss des Beckenbodens hat die Form einer Raute. Die seitlichen Anteile dieser Raute werden von den beiden Sitzbeinhöckern gebildet. Die vordere Spitze entspricht dem Schambein, die hintere Spitze dem Steißbein.

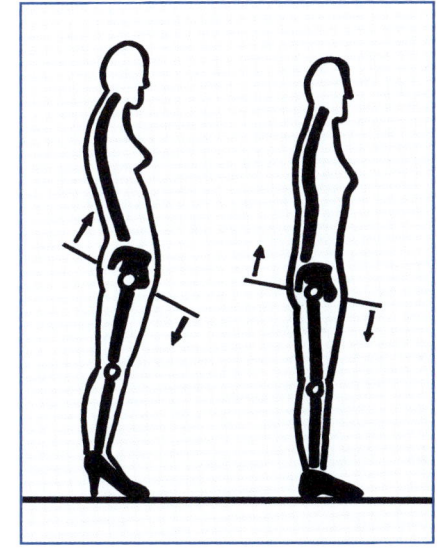

*Abb. 8: Passive Hohlkreuzhaltung*

## 3.2 Beckenboden und Körperhaltung

Der Einfluss, den ein gut funktionierender Beckenboden auf Ihr Leben hat, ist nicht zu unterschätzen. Er ist im großen Maße mitverantwortlich für ein gutes Körpergefühl, eine gute Haltung und verleiht Ihnen Sicherheit und Kraft in Ihrer Ausstrahlung. Auch eine neue Stabilität, mit der Sie gehen, stehen und sitzen, werden Sie entdecken.

Beim aufrechten Gang lasten die inneren Organe auf dem Beckenboden. Kommt es dann noch zu einer intraabdominalen Druckerhöhung, durch Husten, Niesen und Pressen, einer vorwiegenden Brustatmung und zur Hohlkreuzbildung durch eine schlechte Haltung, führen diese Faktoren zu einer noch stärkeren Belastung des Beckenbodens.

Die Beckenbodenmuskeln müssen dieser Belastung entgegenwirken. Sind sie durch viele Ereignisse im Leben, wie z.B. Schwangerschaft und Geburt oder schwere körperliche Arbeit geschwächt, bleiben Senkungserscheinungen nicht aus, die sich dann in Form einer Harninkontinenz etablieren können.

Natürlich steigert es das Selbstwertgefühl, gut angezogen und mit eleganten Schuhen einen Stadtbummel zu unternehmen. Doch die hohen Absätze zwingen dazu, eine Haltung einzunehmen, die den Beckenboden belastet. Sie fördern eine passive Hohlkreuzbildung und können zu Überlastungsschäden im Bereich des Beckenbodens führen. Auch Kleidung, die keine Bewegungsfreiheit zulässt, kann auf Dauer als zusätzliche Belastung angesehen werden. Tragen Sie, wann immer es möglich ist, bequeme Schuhe und bequeme Kleidung.

Da unser Körper Energiebahnen besitzt, die mit Reflexpunkten verbunden sind, auf denen sich alle Körperbereiche wieder finden, existieren auch Reflexpunkte, jeweils den einzelnen Beckenbodenmuskelschichten zugeordnet. Bekannte Therapieformen, wie die Fußreflexzonenmassage, machen sich das zunutze.

Für den innersten Beckenbodenmuskel bildet der Unterkiefer zusammen mit der Zunge und dem Mund den Reflexpunkt. Am besten können Sie die Wirkung im Stand wahrnehmen.

Stellen Sie sich hin und lassen Sie Ihren Unterkiefer nach unten fallen. Ihr Gesichtsausdruck wird dabei gelangweilt und gleichgültig. Geben Sie jetzt dieser Weichheit, die sich in Ihrem Körper einstellt, noch mehr nach und Sie werden feststellen, dass Sie in eine extrem körperoffene Haltung gezogen werden.

Der Rücken wird sich dabei runden, die Knie werden nachgeben und die Schultern werden nach vorne gezogen. Es wird auch das Gefühl vermittelt, schutzlos zu sein. Lächeln Sie jetzt und schließen dabei den Mund und Sie werden feststellen, dass sich Ihr Becken aufrichtet, der Körper sich streckt und sich eine leichte Spannung im Beckenbodenbereich abzeichnet.

Das bedeutet, dass eine schlechte Haltung den Druck auf die Beckenbodenmuskulatur erhöht. Sehen Sie sich Afrikanerinnen an, die ihre Lasten nur auf dem Kopf tragen, das ist nur in einer aufrechten Haltung möglich. Ihre Kinder gebären sie meist in der Hocke, denn das bedeutet weniger Belastung für den Beckenboden. Durch kultische Tänze kräftigen sie ihre Beckenbodenmuskeln. Insgesamt gesehen sind die Lebensweisen von Afrikanerinnen weniger belastend für den Beckenboden als die Lebensweisen von uns Europäerinnen.

Der Reflexpunkt der mittleren, quer verlaufenden Beckenbodenmuskelschicht liegt zwischen den Schulterblättern. Sie können das gut im Sitzen ausprobieren. Setzen Sie sich auf Ihre Sitzbeinhöcker mit geradem Rücken. Schieben Sie die Sitzbeinhöcker so kräftig wie möglich zueinander und halten Sie sie fest. Atmen Sie fließend in den Bauch weiter, auch wenn es am Anfang nur eine flache Atmung sein wird. Bewegen Sie locker die Arme, schauen Sie sich um oder heben Sie kurz ein Bein an. Sie werden bemerken, dass die Spannung nicht nachgibt. Nun runden Sie Ihren Rücken und versuchen, dabei die Spannung zu halten. Es wird nicht möglich sein, da sich der Reflexpunkt lockert und dadurch die Spannung wegfließt.

Das bedeutet für den Alltag, vor allem bei vorhandenen Senkungsbeschwerden, noch mehr nach dem Prinzip der Rückenschule zu handeln. Das ist besonders wichtig beim Tragen und Heben von schweren Gegenständen. Der Rücken muss dabei gerade sein, um dem Druck, der vom Bauchraum her auf die Beckenbodenmuskeln ausgeübt wird, entgegenwirken zu können. Nur mit geradem Rücken ist eine Spannung, vor allem der mittleren Muskelschicht, möglich. Wie schon beim Kapitel 3.1 „Anatomische Voraussetzungen" beschrieben, spannen Sie die unterste Beckenbodenschicht an, wenn Sie sich mit Ihren Schamlippen zublinzeln.

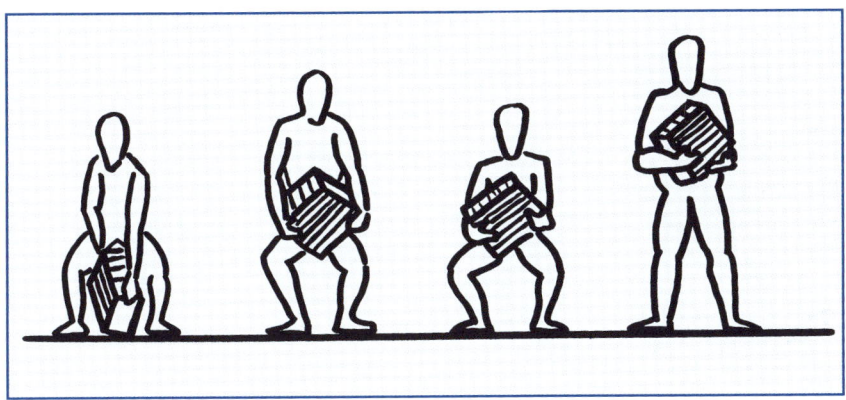

*Abb. 9: Richtiges Heben und Tragen*

Der Reflexpunkt dieser Muskelschicht liegt zwischen den Augenbrauen, auf der Stirn. Am besten setzen Sie sich gerade auf einen Stuhl. Kneifen Sie die Augen zu, ziehen Sie die Augenbrauen zueinander und runzeln Sie die Stirn, dabei wird die unterste Beckenbodenschicht mit angespannt. Nach einer Weile lösen Sie die Spannung in Ihrem Gesicht und auch die Spannung im Beckenboden wird sich auflösen. Machen Sie das ein paar Mal hintereinander und Sie werden feststellen, dass sich ‚unten etwas mitbewegt'.

Wenn Sie einen Harndrang verspüren und eine Toilette suchen, wird immer reflexartig die Spannung in Ihrem Gesicht entstehen. Verhaltensveränderungen, die Ihren Beckenboden entlasten, sind immer mit einer Veränderung des eigenen Bewusstseins verbunden. Eine aktive Beckenbodenmuskulatur wird spürbar Ihren Bauch flacher und Ihre Taille schmäler werden lassen. Das Becken wird aufgerichtet und die Wirbelsäule streckt sich. Schmerzen im unteren Rücken, bedingt durch eine schlechte Haltung, werden mit der Zeit nachlassen. Ihr Gang wird sich verändern und elastisch werden, da kein ‚Latschen' mit hängenden Schultern mehr möglich ist.

Bei jeder Art von Fitnesstraining sollte der kraftvolle Gebrauch der Beckenbodenmuskeln Einzug halten, um Senkungsbeschwerden vorzubeugen und um die Haltung zu verbessern. Entdecken Sie sich wieder in einer neuen Stabilität.

## 3.3 Der männliche Beckenboden

Betrachtet man nur die Anatomie, gilt im Wesentlichen das gleiche Prinzip für beide Geschlechter. Allerdings ist der männliche Beckenboden nur an zwei Stellen muskulär unterbrochen und stellt sich insgesamt als stabiler dar. Da „MANN" keine Schwangerschaft und Geburt erlebt, wird sein Beckenboden auch weniger strapaziert.

Trotzdem bleibt einem Teil der Männer eine so genannte Überlaufinkontinenz nicht erspart. Auslöser kann ein über einen langen Zeitraum bestehender Bewegungsmangel kombiniert mit schlechter Haltung und Übergewicht sein. Die Überlaufinkontinenz ist die häufigste Form der Blasenschwäche bei Männern und wird durch eine Vergrößerung der Prostata hervorgerufen. Es kommt zu einer mechanischen Behinderung bei der Blasenentleerung und in der Folge zu einer übervollen Blase mit unkontrolliertem Harnverlust.

Ein kräftiger und stabiler Beckenboden beeinflusst die Gesundheit der Prostata. Ein häufig vorkommendes Problem bei Männern ist die Bildung von Hämorrhoiden, als Zeichen eines geschwächten Beckenbodens und Kreislaufs. Auch sexuelle Probleme bis hin zur Impotenz können durch eine geschwächte Beckenbodenmuskulatur hervorgerufen werden. Also sind nicht nur wir Frauen, sondern auch die Männer aufgerufen, die Beckenbodenmuskulatur zu trainieren. Alle Übungen in diesem Buch sind auch für Männer geeignet.

# 4 Beckenbodenschwäche – Problem Harninkontinenz

Die internationale Gesellschaft für Harninkontinenz legte eine Definition fest :

*„Harninkontinenz ist ein Symptom, das zur Krankheit wird, wenn der unwillkürliche Urinabgang ein soziales oder hygienisches Problem darstellt."*

### Im Klartext

Eine junge sportliche Frau, wird sich schon durch wenige Tropfen Urinverlust beim Niesen oder Lachen beeinträchtigt fühlen. Eine ältere Frau wird einen Urinverlust bei den gleichen Gegebenheiten eher tolerieren. Verschlimmert sich bei ihr die Blasenschwäche, z.B. beim Heben einer Tasche oder beim Treppensteigen, wird auch sie darunter leiden.

Das Problem der Harninkontinenz, das ca. 50% aller Frauen zumindest zeitweise betrifft, ist in unserer ach so aufgeklärten Welt immer noch ein Tabuthema. Es ist mit dem Gesetz der Verschwiegenheit belegt: „Ein Problem existiert nicht, wenn man nicht darüber spricht." Dafür sind folgende Gründe denkbar: In Kindertagen haben wir gelernt, kontinent, sprich, sauber zu werden, und dass das ‚nasse Höschen' peinlich war und auch oft mit Strafe beantwortet wurde.

Aufgrund dessen fühlen sich viele Frauen im Alter diskriminiert, wenn sie zugeben sollen, dass sie ‚undicht' sind. Vor allem, wenn man der gesellschaftlichen Anforderung, schlank, jung, dynamisch zu sein, entspricht, fällt es schwer, Mängel zuzugeben.

Als Übungsleiter kennen Sie das Problem aus Ihren Übungsstunden:

• Teilnehmerinnen kommen nicht mehr aus Scham über die Tröpfchen in der Hose.
• Bestimmte Übungen, die zur Erhöhung des Bauchinnendrucks führen, werden nicht mehr mitgeturnt.
• Heiß geliebte Sportarten wie Volleyball, Handball, Basketball usw. werden aufgegeben.
• Nach dem Training wird nicht genug getrunken.

Die Situation der Harninkontinenz wird in zunehmendem Alter immer be-
drohlicher. Durch die hormonellen Veränderungen in den Wechseljahren
kann eine Harninkontinenz ausgelöst werden. Durch das Absinken des
Östrogenspiegels schwindet die Schleimhaut der Harnröhre. Dadurch wird
sie weniger durchblutet, was eine Schwächung des Blasenverschlusses zur
Folge hat.

Das bedeutet, dass in der Gruppe der nicht senilen älteren Menschen ca.
48% und bei den senilen 75-85-Jährigen immerhin 86% betroffen sind. Aber
auch schon 20-30-jährige Frauen geben an, dass es gelegentlich zu unfreiwilligem Harnabgang kommt.

### Funktion der Blase

Die Harnblase ist ein Hohlorgan, dessen Wand sich zur Speicherung des
Harns ausdehnt und bei Entleerung zusammenzieht. Die Harnröhre dient:

1. **zum Auslass des Harns,**
2. **aber auch zum Blasenverschluss.**

Die Harnblase selbst besteht aus
glatter Muskulatur und aus drei
Muskelschichten, die notwendig
sind, damit sich die Blasenwand
zusammenziehen und entleeren
kann. Im entleerten Zustand
sieht sie aus wie eine Schale, im
gefüllten ist die Harnblase kuge-
lig. Sie liegt vor der Gebärmutter
und dem Scheidenausgang, direkt hinter dem Schambein. Die
Harnleiter, durch die der Urin
fließt, kommen von der Niere
und münden in den Boden der
Blase, die sich dabei langsam
von unten nach oben füllt.

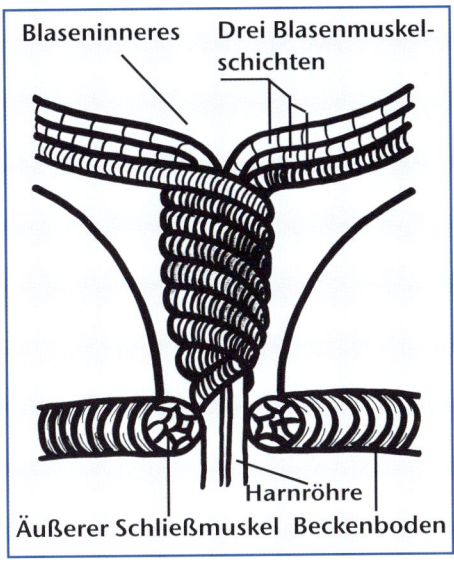

*Abb. 10: Die Blase*

Die Füllung der Blase läuft unbewusst ab. Während nach und nach immer mehr Urin in die Harnblase tröpfelt, dehnt sich die Blasenwand aus. Durch den Aufbau der Blasenwandmuskulatur kommt es zu keinem Gegendruck, sonst würden wir ständig einen Drang zur Entleerung verspüren. Über Rezeptoren, die in der Blasenwand angesiedelt sind, wird die Füllung der Blase über das Rückenmark dem Gehirn gemeldet. Als Rückkopplung sendet das Gehirn Impulse an die Blasenmuskulatur, damit eine weitere Dehnung stattfinden kann und der innere Schließmuskel bleibt angespannt und damit verschlossen.

Der innere Schließmuskel – M. sphincter internus – hat seine Lage am Beginn der Harnröhre und wird ringförmig aus Muskelfasern gebildet. Er kann nicht durch unseren Willen gesteuert werden. Der äußere Schließmuskel – M. sphincter externus – hält die Harnröhre verschlossen, wird aus quer gestreiften Muskelfasern gebildet und kann willentlich gesteuert werden.

### Die Phase der Entleerung

Der Vorgang der Harnentleerung wird medizinisch als Miktion bezeichnet. Das Fassungsvermögen der Blase beträgt im Durchschnitt 500 ml. Ist nun die Blase stark gefüllt, wird dies über die Rezeptoren dem Gehirn gemeldet und es kommt zum Harndrang und zur Entleerung, wenn wir nicht die Entleerung willentlich steuern könnten.

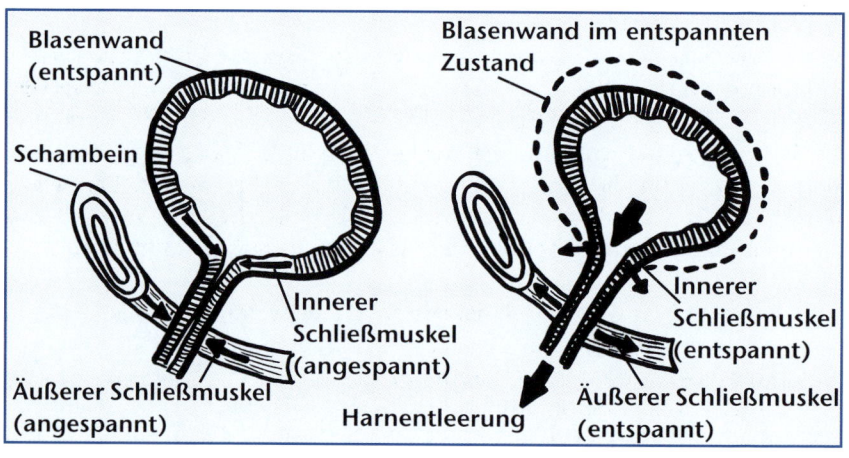

*Abb. 11: Entleerung*

Zum einen kann der Harndrang noch eine Zeit lang durch Impulse unterdrückt werden, die über das Miktionszentrum im unteren Rückenmark an die Blase weitergeleitet werden und zum anderen durch den äußeren Schließmuskel, der willentlich angespannt werden kann.

*Fazit:*
Bei Füllung der Blase bleibt die Muskulatur der Blasenwand entspannt und der innere Schließmuskel angespannt. Mit der Entleerung zieht sich die Blasenmuskulatur zusammen und innerer und äußerer Schließmuskel entspannen sich.

Im weiblichen Becken liegen die Blase, die Gebärmutter und der Enddarm hintereinander. Die Beckenbodenmuskulatur stützt alle drei von unten ab. Die Blase befindet sich vor und unter der Gebärmutter. Die Harnröhre ist etwa 4 cm lang und sie ist dicht, solange sie gestreckt ist und an ihrem Platz bleibt.

Die gegenseitige Beeinflussung von Blase und Gebärmutter ergibt sich daraus, dass die Hinterwand der Harnröhre und die Vorderwand der Scheide verwachsen sind. Kommt es nun zu einem Druckanstieg im Bauchraum, kommt es auch zum Druckanstieg im Inneren der Blase. Der Urin wird Richtung Blasenausgang gepresst und würde entweichen, wenn nicht Blasenhals und die Harnröhre von einer intakten Beckenbodenmuskulatur gestützt würden.

Ist nun die Beckenbodenmuskulatur schwach, gibt der Beckenboden nach und die Gebärmutter und die Blase senken sich. Das hat zur Folge, dass die Blase und die Harnröhre kentert. Durch das Tieferrutschen ist die Harnröhre verkürzt, dadurch verschiebt sich der Ansatzwinkel zwischen Blase und Harnröhre und die Funktion des Blasenverschlusses ist gestört. Bei Belastungssituationen kommt es zum Urinabgang. So entsteht die häufigste Form der Blasenschwäche, die so genannte Belastungs- oder Stressinkontinenz.

Es werden verschiedene Formen der Blasenschwäche unterschieden:

1. **Belastungs- oder Stressinkontinenz**
2. **Drang- oder Urgeinkontinenz**
3. **Überlaufinkontinenz**
4. **Reflexinkontinenz**

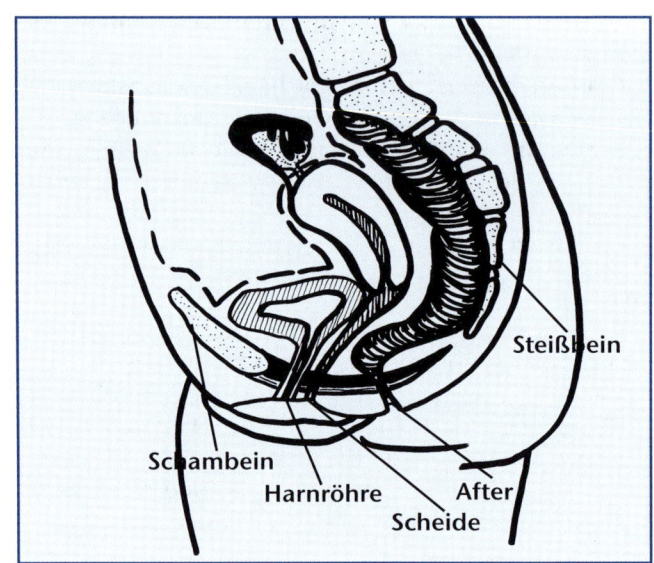

*Abb. 12:*
*Die gestreckte*
*Harnröhre*

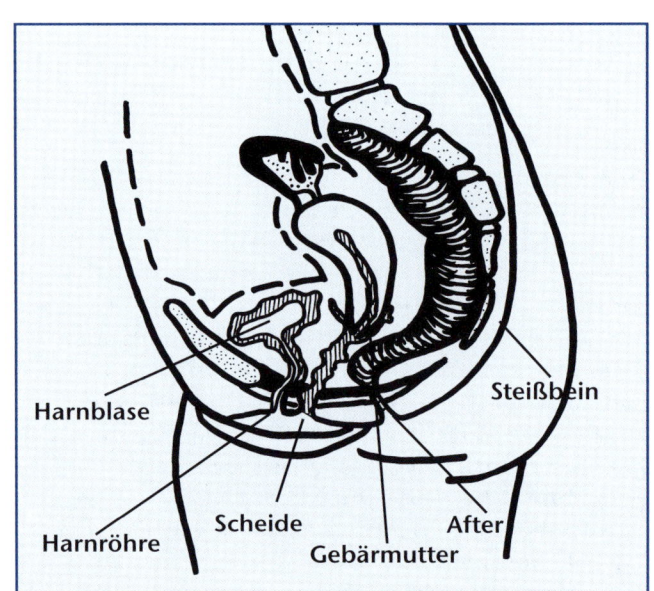

*Abb. 13:*
*Gebärmutter-*
*senkung.*
*Die Blase ist*
*gekentert.*

## Zu 1. Belastungs- oder Stressinkontinenz – Häufigkeit von 50%

*Man teilt sie in drei Grade ein:*

**1. Grad:** Harnverlust bei plötzlichem Druckanstieg im Bauchraum durch Husten, Niesen, Lachen – milde Inkontinenz.

**2. Grad:** Harnverlust bei langsamem Druckanstieg im Bauchraum durch Laufen, Treppensteigen und Heben schwerer Gegenstände – mäßige Inkontinenz.

**3. Grad:** Harnverlust beim Gehen und Liegen – schwere Inkontinenz.

*Ursachen*

Eine Überbelastung des Beckenbodens ist die wichtigste Ursache der Stressinkontinenz. Es sind vor allem Frauen betroffen, die Kinder geboren haben, da der Beckenboden durch Schwangerschaft und Geburt stark belastet wird.

Bei Übergewicht kann es zu einem Absinken der Blase im Bauchraum kommen. Dadurch wird der Ansatzwinkel der Harnröhre ungünstig verändert und die Blase kann sich bei Belastung nicht mehr optimal schließen. Auch falsches Heben und Tragen von Lasten, schwere körperliche Arbeit und stehende Berufe überfordern die Beckenbodenmuskulatur. In den Wechseljahren kann die hormonelle Veränderung eine Stressinkontinenz auslösen. Der Östrogenspiegel sinkt ab, die Schleimhaut der Harnröhre schwindet und wird dadurch weniger gut durchblutet, was wiederum eine Schwächung des Blasenverschlusses bedeutet. Die Stressinkontinenz ist die häufigste Form von Blasenschwäche und Sie werden in Ihrem Unterricht in erster Linie damit zu tun haben. Durch gezieltes Beckenbodentraining lässt sie sich beheben.

## Zu 2. Drang- oder Urgeinkontinenz – Häufigkeit ca. 20%

Bei der Dranginkontinenz kommt es zu einem plötzlichen starken Harndrang mit unfreiwilligem Harnabgang. Der Urinverlust wird durch eine nicht beeinflussbare Aktivitätserhöhung des Blasenmuskels – Musculus detrusor – ausgelöst. Man unterscheidet in eine „sensorische" und eine „motorische" Dranginkontinenz. Bei der sensorischen Dranginkontinenz reagieren die Rezeptoren in der Blase überempfindlich und melden fälschlicherweise an das Gehirn, die Blase sei gefüllt. Das führt zu verstärkten Impulsen an die Blasenmuskulatur und die Blase entleert sich unwillkürlich. Die Auslöser einer sensorischen Dranginkontinenz können sein:

- **Chronische Blasenentzündung**
- **Fremdkörper in der Blase wie Blasensteine**
- **Blasentumor**
- **Psychogene Störungen.**

Bei der motorischen Dranginkontinenz wird die Blasenentleerung vom Gehirn aus nicht mehr genügend gehemmt. Schon geringe Nervenimpulse lösen eine Blasenkontraktion und damit einen Urinverlust aus. Die motorische Dranginkontinenz tritt meist in Zusammenhang mit neurologischen Erkrankungen auf wie bei Multipler Sklerose, Parkinson oder nach einem Schlaganfall.

### Zu 3. Überlaufinkontinenz

Die Überlaufinkontinenz ist die häufigste Form der Blasenschwäche bei Männern. Ursache ist eine mechanische Behinderung bei der Blasenentleerung. Es handelt sich dabei meist um eine gutartige Vergrößerung der Prostata. Mit zunehmendem Alter sind viele Männer von der Prostatavergrößerung betroffen. Die Vorsteherdrüse selbst vergrößert sich dabei nicht, sondern so genannte paraurethrale Drüsen. Sie befinden sich im Abschnitt der hinteren Harnröhre, der von der Vorsteherdrüse umgeben ist. Die Drüsen beginnen zu wuchern und verdrängen das Prostatagewebe nach außen. Somit wird auch die Harnröhre von der sie umgebenden Wucherung zusammengedrückt. Der Harn kann nur noch entleert werden, wenn der Blaseninnendruck sehr stark wird, sodass der Urin am Hindernis vorbeigepresst werden kann. Kennzeichnend ist eine übervolle Blase mit unkontrolliertem Harnverlust, vergleichbar mit einem vollen Gefäß, das bei einer zusätzlichen Füllung überschwappt. Die Blase wird dabei aber nie ganz geleert und der Harnstrahl ist dabei deutlich abgeschwächt. Im weiteren Verlauf ist eine vollständige Entleerung nur noch mit der Bauchpresse möglich und es kommt zu einem ständigen tropfenweisen Urinverlust. Durch Harnröhrenverengungen, Harnsteine und angeborene Fehlbildungen kann es auch bei Frauen zu mechanischen Abflusshindernissen kommen.

### Zu 4. Reflexinkontinenz

Bei der Reflexinkontinenz ist die Steuerung über das Gehirn geschädigt, d.h., durch eine Unterbrechung der Signale zwischen Gehirn und Blase ist die willkürliche Kontrolle über die Blasenentleerung verloren gegangen. Es fehlt das Gefühl für eine volle Blase und es entwickelt sich kein Harndrang. Ursache ist vor allem eine Unterbrechung der Nervenbahnen im Bereich des Rückenmarks, wie z.B. bei Querschnittslähmung und Rückenmarktumor.

Durch einen zufälligen Reiz, wie Husten, Niesen oder Lageveränderung, zieht sich der Blasenmuskel zusammen und löst die vollständige Entleerung aus, ohne dass die Betroffenen es verhindern können. Die therapeutische Maßnahme ist das Blasenklopftraining. Zu regelmäßigen Zeiten wird die Blase von außen geklopft, um eine Blasenentleerung auszulösen.

# 5 Behandlungsmöglichkeiten der Beckenbodenschwäche

## 5.1 Konservative Behandlungsmethoden der Harninkontinenz

In diesem Kapitel möchte ich Ihnen einige Behandlungsmethoden aufzeigen, die unterstützend wirken, aber nicht die gezielte Beckenbodengymnastik ersetzen können. Die Kräftigung der Beckenbodenmuskulatur und die daraus resultierende Fähigkeit zur willkürlichen Spannung ist das übergeordnete Ziel und sollte immer an erster Stelle stehen.

### 1) Beckenbodentraining mit Feminakonen

Wenn es sich um eine geringgradige Form der Stressinkontinenz handelt, – in diesem Fall um Grad 1 und 2 – ist das Training des Beckenbodens mit den so genannten Femina- oder Vaginalkonen gut geeignet als Ergänzung der Beckenbodengymnastik. Es handelt sich dabei um Gegenstände aus Kunststoff in der Form eines Tampons. Ein Übungsset besteht aus fünf dieser Konen mit verschiedenem Gewicht. Der Leichteste wiegt 20 Gramm, der Schwerste 70 Gramm.

Die Konen werden in die Scheide eingeführt und sollen dort gehalten werden. Man beginnt mit dem geringsten Gewicht. Durch das Gefühl des Verlierens kommt es zu einem Trainingseffekt auf die Beckenbodenmuskulatur. Sie muss sich zusammenziehen, um den Konus festzuhalten. Wenn es möglichst auch bei körperlicher Belastung gelingt, den Konus 30 Minuten festzuhalten, kann man zum nächstschwereren Konus übergehen. Der Vorteil dabei ist, dass es völlig unbeobachtet im häuslichen Bereich angewendet werden kann.

### 2) Elektrostimulation

Darunter versteht man eine Tonisierung der Beckenbodenmuskulatur durch elektrischen Strom. Durch leichte elektrische Impulse wird die Muskulatur zur Kontraktion angeregt. Die Methode ist vor allem für Frauen geeignet, die

Probleme haben, ein Gefühl für ihre Beckenbodenmuskulatur zu entwickeln. Sobald der Beckenboden durch diese so genannte Reizstromtherapie wieder wahrgenommen wird, muss das Training mit Beckenbodengymnastik weitergeführt werden. Da es sich um eine passive Trainingsmethode handelt, lässt der Besserungseffekt im Laufe der Zeit wieder nach.

### 3) Pessare

Die Pessare, die man bei Blasenschwäche benutzt, werden in die Scheide eingeführt und so platziert, dass sie die Harnröhre indirekt stützen. Dadurch wird die verschobene Lage der Harnröhre korrigiert und der Verschluss der Harnröhre funktioniert wieder besser. Es gibt verschiedene Formen von Pessaren. Am häufigsten werden Ring- oder Schalenpessare verwendet, die innerhalb der Scheide auf den Beckenboden aufgelegt werden.

Die richtige Größe muss vom Arzt angepasst werden. Je nach Schweregrad der Harninkontinenz werden die Pessare ganztags getragen oder auch nur bei körperlicher Belastung, z.B. beim Sport. Sie können zu Hause selbst eingesetzt und entfernt werden. Auch hier gilt gleichzeitiges Beckenbodentraining. Nach ein paar Monaten kann wahrscheinlich auf das Pessar wieder verzichtet werden.

### 4) Medikamentöse Therapie

Die Stressinkontinenz kann man mit Östrogengaben günstig beeinflussen, aber nicht heilen. Durch das Absinken des Östrogenspiegels während der Wechseljahre kommt es unter anderem zu einem Gewebsschwund in der Harnröhre. Daraus entsteht eine Schwächung des Harnröhrenverschlusses, die wiederum durch Östrogengaben aufgefangen werden kann.

Alle diese konservativen Behandlungsmöglichkeiten sollen aber nur in Kombination mit gezieltem Beckenbodentraining gesehen werden.

## 5.2 Beckenbodentraining

Grundsätzlich ist eine gut funktionierende Beckenbodenmuskulatur die Basis für Kontinenz. Mit einem gezielten Training kann jeder Grad der Stressinkontinenz sowie Senkungsbeschwerden, mit und ohne Inkontinenz, angegangen werden. Auch bei unzureichender Fähigkeit, die Beckenbodenmuskulatur anzuspannen und gleichzeitig bestehenden Risikofaktoren, wie Bindegewebsschwäche, schwere körperliche Belastung, chronische Obstipation, chronische Bronchitis oder Übergewicht, ist ein Beckenbodentraining im Sinne der Prophylaxe zu sehen.

Diese hier aufgeführten Risikofaktoren tragen alle zu einer Belastung des Beckenbodens bei. Bei einer leichten Schwäche beobachtet man anfangs ein weicheres und offeneres Gefühl in Bezug auf die Scheide. Dieses Gefühl tritt meist nach einer Geburt, aber auch bei den vorher genannten Risikofaktoren auf. Die nächste Stufe beinhaltet ein Schweregefühl im Beckenraum, das immer dann auftritt, wenn der Beckenboden belastenden Situationen ausgesetzt wird, wie zum Beispiel langes Stehen, das Heben und Tragen schwerer Gegenstände oder eines Kleinkindes.

Auch Treppensteigen bedeutet für eine schwache Beckenbodenmuskulatur eine belastende Situation. Die körperoffene Haltung spielt dabei eine erhebliche Rolle, da somit die Schwere und das Druckgefühl in Richtung Scheide zunimmt.

Auf Grund ihrer anatomischen Lage reagiert die Beckenbodenmuskulatur auf Druckreize. Ist sie suffizient, reagiert sie mit Spannung. Ist sie insuffizient, reagiert sie mit Nachgeben. Den Druck auf den Beckenboden spürt man vor allem beim Bauchmuskeltraining. Es muss gelernt werden, den Druck wahrzunehmen, um ihm auf Dauer durch Einsatz der Beckenbodenmuskeln entgegenzuwirken. Auch während und nach den Wechseljahren stellt sich ein solches Druck- und Schweregefühl oft ein, da auf Grund der nachlassenden Östrogenproduktion das weiche Gewebe noch mehr nachgibt.

Da der Beckenboden und die Lendenwirbelsäule in einem starken Bezug zueinander stehen, kommt es bei einer Beckenbodenschwäche sehr häufig zu Schmerzen im unteren Rücken. Die Beckenbodenmuskelspannung kann über anatomische Kenntnisse erlernt werden. Hierbei kann die Symptomatik sehr hilfreich sein: Wenn zum Beispiel im Stand ein Druck entsteht, der das Gefühl erzeugt, als wäre unten etwas locker, soll versucht werden, gegen den Druck anzuspannen und das, was locker ist, nach oben zu ziehen. Man kann auch die Vorstellung entwickeln, den After und die Scheide in sich ,hinein- und hochzuziehen'.

### *Ziele des Beckenbodentrainings*

- Wahrnehmung des Beckenbodens vor allem in Bezug auf Druckeinwirkung. Das würde zum Beispiel beim Heben eines schweren Gegenstandes den bewussten Einsatz der Beckenbodenmuskulatur bedeuten.
- Anspannung und Kräftigung der Beckenboden- und Bauchmuskulatur im Zusammenspiel als Muskelkorsett.
- Beckenbodenschonendes Verhalten im Alltag.

Die Beckenbodenmuskulatur kann wie die Skelettmuskulatur willkürlich angespannt und eingesetzt werden. Normalerweise arbeitet sie auch automatisch in koordinierten Bewegungsmustern mit. Besteht nun eine muskuläre Schwäche, geht man davon aus, dass ein automatisches Zusammenspiel nicht mehr stattfindet. Folglich muss eine geschwächte Beckenbodenmuskulatur zunächst isoliert gekräftigt werden, damit sie dann bewusst in andere Bewegungsmuster mit einbezogen werden kann.

Mit der Zeit wird dieses Zusammenspiel wieder reaktiv erfolgen. Ein Dauererfolg wird sich nur dann einstellen, wenn täglich geübt wird, um die erworbene Muskelkraft zu erhalten. Durch das regelmäßige Üben kommt es mit der Zeit zu einer Automatisierung, die es leicht macht, die Beckenbodenspannung in den Alltag zu integrieren.

Es ist sinnvoll, das Übungsprogramm in drei Stufen einzuteilen, wobei die Stufen ineinander übergehen.

1. **Stufe:** Sie beinhaltet ausschließlich Wahrnehmungsübungen, zur Bewusstmachung der Lage und Funktion der Beckenbodenmuskulatur. Dabei werden die Muskeln isoliert angespannt ohne Beteiligung der Hilfsmuskeln. Für die meisten Frauen ist diese Stufe unerlässlich, da sehr oft das Gefühl für das Schließen und das In-sich-Hineinziehen verloren gegangen ist.

2. **Stufe:** Hier werden die Hilfsmuskeln mit eingesetzt, da sie die Muskulatur des Beckenbodens unterstützen. Es handelt sich dabei um die Bauchmuskeln und die Innenmuskeln (Adduktoren) der Oberschenkel für die vordere Beckenbodenregion mit Blase und Scheide und um die Gesäßmuskulatur für die hintere Beckenbodenregion mit dem After. Genauer betrachtet sind die Hilfsmuskeln der untersten Beckenboden-

schicht die Adduktoren der Oberschenkel, der mittleren die Gesäßmuskeln und der innersten die Bauchmuskeln. Durch Koordinationsübungen, die sowohl Beckenbodenmuskeln als auch ihre Helfer einbeziehen, wird eine intensive Spannung aufgebaut. Hinzu kommt eine unterstützende Atmung.

3. **Stufe:** Wenn die spürbare Kräftigung der Beckenbodenmuskulatur eingetreten ist, bedeutet das den automatischen Einsatz der Beckenbodenmuskeln ohne spezifische Atemanleitung. Man ist sich in diesem Bereich seiner Kraft bewusst und kann sie gezielt einsetzen, um bei Belastung des Beckenbodens Spannungsverlusten aus dem Weg zu gehen. Das bedeutet die Integration der Beckenbodenspannung ins alltägliche Leben.

# TEIL B
# PRAXIS DES BECKENBODENTRAININGS

# 6 Voraussetzungen für das Training

## 6.1 Wichtige Regeln für das Beckenbodentraining

### Ein Überblick

Beckenbodenübungen sind nur dann sinnvoll, wenn die Beckenbodenmuskulatur dabei angespannt und gehalten werden kann. Kommt es während der Übung zu einem Spannungsverlust und bleibt das Druckgefühl bestehen, sollte sie abgebrochen werden.

- Bei allen Übungen ist das oberste Gesetz, nie die Wahrnehmung des Beckenbodens zu verlieren.
- Dieselbe Übung mindestens fünfmal wiederholen.
- Die Spannung 5-10 Sekunden halten. Danach doppelt so lange entspannen.

### Die Erklärungen

Nach dem Prinzip des Kräftetrainings muss eine Muskelkontraktion eine maximale Stärke haben, um aufbauend zu wirken. Das bedeutet, mehr Kraft aufzuwenden, als man zu haben glaubt. Die Muskeln werden in der Ruhepause aufgebaut, darum ist es wichtig, diese einzuhalten.

### Jedes Beckenbodentraining beinhaltet:

- Am Anfang Entlastungsübungen gegen den Druck in den Becken- und Beinvenen. Sie bewirken eine Förderung der Durchblutung im Beckenbereich, die den Erfolg der eigentlichen Beckenbodenübungen verstärkt.
- Lockerungsübungen der Hüftgelenke und der Lendenwirbelsäule.
- Beckenbodenübungen in verschiedenen Ausgangsstellungen, verbunden mit einer spezifischen Atmung.
- Zum Schluss Entspannung und Entlastung.

*43*

### Lagerungsmöglichkeiten

#### In der Rückenlage

Ein flaches Kissen oder ein zusammengelegtes Handtuch unter den Kopf und eine feste Knierolle oder ein zusammengerolltes Badehandtuch unter die Knie legen, vor allem bei Rückenproblemen.

Eventuell ein Keilkissen unter das Becken schieben, die schmale Seite in Richtung Kopf.

#### In der Bauchlage

Ein flaches Kissen oder zusammengelegtes Handtuch unter dem Bauch lagern, vor allem bei starker Hohlkreuzbildung.

Die besondere Regel bei Anspannung des Beckenbodens:

- Das *Päckchen packen* – den Achtermuskel, den Muskel, der um die Harnröhre, Scheide und After verläuft, fest anspannen, oder die drei Öffnungen schließen. Bildlich gesprochen: Es wird eine Schleife gebunden, die nicht aufgehen darf. Dabei wird die äußere Beckenbodenschicht angespannt.
- Den Beckenboden in sich hineinziehen, wie bei einem Aufzug, bis ein Gefühl der Spannung an den Sitzbeinhöckern entsteht. Dann die Sitzbeinhöcker noch mehr zueinander bringen. Dabei wird die mittlere, aber auch schon die innere Beckenbodenschicht angesprochen und gespannt.
- Der Aufzug fährt höher, der Beckenboden wird weiter in sich hineingezogen. Das Steißbein kommt nach vorne in Richtung Schambein, oder man zieht das Schambein in Richtung Bauchnabel. Jetzt ist auch die innerste Beckenbodenschicht gut gespannt.
- Vor jeder Beckenbodenübung muss das *Päckchen gepackt* und während der Übung gehalten werden. Wenn der Beckenboden Druck erfährt, der nicht abgehalten werden kann, muss die Übung abgebrochen werden. Es ist wichtig zu wissen, dass das Empfinden, den Beckenboden geschlossen zu haben, nicht bei jeder Übung gleich ist.

Eine spezifische Atmung unterstützt die Aufgabe des *Päckchenpackens*. Prinzipiell wird während der Beckenbodenspannung fließend weitergeatmet. Die Atmung unterstützt die Wirkung der Beckenbodenübungen mit folgender Technik:

- Den Atem fließen lassen.
- In der Ausatmungsphase *Päckchen packen*: Die drei Öffnungen schließen oder Schleife binden , Beckenboden hochziehen, Sitzbeinhöcker zueinander bringen, Steißbein Richtung Schambein ziehen oder Schambein Richtung Bauchnabel und die Spannung in sich hinein- und hochsaugen.
- Mit der nächsten Einatmung die Spannung vertiefen.
- Dann fließend weiteratmen und 5-10 Sekunden in der Übung bleiben.
- Während einer Einatmungsphase langsam aus der Beckenbodenspannung gehen.
- Mit der nächsten Ausatmungsphase lösen.

Es ist dringend erforderlich, während des Einatmens bewusst und mit angespanntem Beckenboden in die Ausgangsstellung zurückzugehen, um danach zu entspannen.

Würde man mit der Ausatmung und Beckenbodenentspannung in die Ausgangsstellung zurückgehen, entstünde ein Druck auf den Beckenboden, der nicht abgehalten werden könnte. Einfache Regel:

- Während einer Ausatmung den Beckenboden spannen.
- Während einer Einatmung den Beckenboden lösen.

### Die Atmung

Unser Körper ist im Innern, bildlich gesprochen, in zwei Stockwerke eingeteilt. Oben liegt die Brusthöhle, in der sich, umschlossen von den Rippen, Lunge und Herz befinden. Unten liegt die Bauchhöhle mit den Verdauungs- und Fortpflanzungsorganen. Diese beiden Räume werden durch das Zwerchfell getrennt, eine dünne Muskelplatte, die kuppelförmig  zwischen dem Brustbein, den unteren sechs Rippen und der Lendenwirbelsäule liegt.

Bei der Einatmung zieht sich das Zwerchfell zusammen, flacht ab und senkt sich in den Bauchraum. Dadurch erweitert sich, durch die Kontraktion der Zwischenrippenmuskeln, der Brustkorb. Es entsteht ein Unterdruck, die Luft wird eingesogen und die Lungen können sich ausdehnen. Genauso dehnt sich der Bauch- und Beckenraum aus und der Beckenboden senkt sich dabei nach unten.

Mit der Ausatmung entspannen sich die Atemmuskeln und das Zwerchfell nimmt seine kuppelförmige Ausgangsstellung wieder ein. Durch die Verkleinerung des Brustraums entsteht ein Überdruck, der die Atemluft wieder

ausströmen lässt und der Beckenboden kehrt wieder in seine Ausgangsstellung zurück.

Auf Grund dieses Atemmecha-
nismus wird das aktive Anspannen
der Beckenbodenmuskulatur von
der Ausatmung begleitet.

Um einen zu starken Druck auf
den Beckenboden zu vermeiden,
sollte jede körperliche Anstrengung
von der Ausatmung begleitet sein.
Bei körperlicher Anstrengung mit
angehaltenem Atem nach der Einatmung entsteht ein zu hoher
Druck auf Blase und Beckenboden.
Die Beckenbodenmuskulatur wird
dadurch geschwächt und wenn sie
schwach ist, gibt sie zur Unzeit
nach.

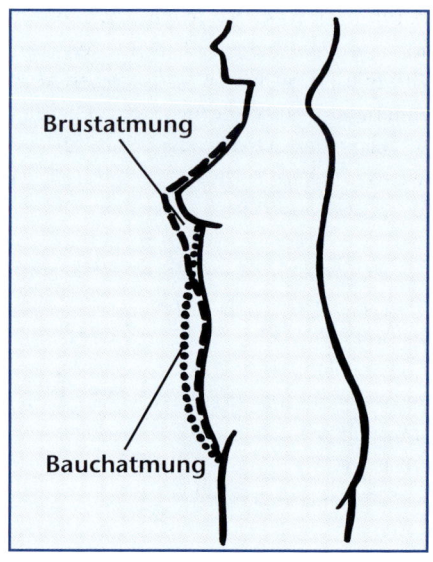

*Abb. 14: Bei der Bauchatmung wird der Beckenboden kaum belastet.*

## 6.2 Wann, wie und wo kann Beckenbodentraining statt-finden?

Im 1. Teil dieses Kapitels wende ich mich an die Übungsleiterinnen der Vereine. Ein Kurs für reines Beckenbodentraining über einen gewissen Zeitraum
ist möglich. Er sollte aber nur in Zusammenarbeit mit dafür ausgebildeten
Fachkräften wie Hebammen und/oder Krankengymnastinnen stattfinden. Es
bietet sich aber für alle Übungsleiterinnen an, Beckenbodenübungen in ihre
Übungsstunden zu integrieren.

Bevor Sie damit beginnen, ist eine wichtige Voraussetzung, dass Sie das Thema „Beckenbodenschwäche" zunächst sensibel ansprechen, da sich für die
Betroffenen die Harninkontinenz immer noch als gesellschaftliches Problem
darstellt. Man schweigt darüber und leidet lieber. In der Enttabuisierung
dieses Themas sehe ich für Sie eine Aufgabe, die, ist der Bann gebrochen,
von allen Teilnehmerinnen dankbar angenommen wird.

Es gilt, das Gesetz der Verschwiegenheit aufzubrechen, die Diskriminierung abzustellen und das Gefühl der Demütigung zu beenden. Berichten Ihre Kursteilnehmerinnen von großen körperlichen Beschwerden und stehen sie gleichzeitig unter einem hohen Leidensdruck, ist es ratsam, sie an einen Arzt zu verweisen. Das Bewusstsein für diesen weitgehend unbekannten Körperteil zu wecken und vor allem in der Prävention liegt eine große Herausforderung für die Vereine.

Es sind nicht nur die Älteren, die von Harninkontinenz betroffen sind. Auch jüngere Frauen, vor allem nach Entbindungen, leiden zeitweise unter der Problematik. Dies aufzugreifen, ist eine sinnvolle und schöne Aufgabe. Nicht zuletzt geht es um den Körper in seiner Ganzheit und davon sind gerade die nicht sichtbaren Muskeln ein wichtiger Teil. Durch ein gezieltes Training werden Sie feststellen, dass sich die Haltung verbessert, die Spannkraft erhöht und sich das Körper- sowie das Selbstbewusstsein steigern. Durch ein kontinuierliches Training werden mit der Zeit beachtliche Erfolge erzielt.

Wer mit Kindern und Jugendlichen arbeitet, sollte sich darüber klar werden, dass auch hier im Sinne der Prävention, der Enttabuisierung und als Ergänzung zum Sexualkundeunterricht es vonnöten wäre, den Gebrauch der Beckenbodenmuskeln in den Unterricht mit einzubeziehen. Dies ist ein Appell auch an die Sportlehrerinnen.

*Wie könnte die Integration der Übungen in eine Unterrichtsstunde aussehen?*
1. Am Anfang muss der Bereich der Körperwahrnehmungsübungen im Vordergrund stehen, um einen Bezug zum Körperteil Beckenboden herzustellen. Das würde bedeuten, sich eine Zeit lang hauptsächlich mit Wahrnehmungsübungen zu beschäftigen.
2. Auch der Hauptteil einer Stunde könnte ausschließlich mit dem Thema „Beckenboden", seiner Funktion und passenden Übungen ausgefüllt werden.
3. Zu Beginn einer neuen Ausgangsstellung werden gezielte Beckenbodenübungen eingebaut.
4. Die Stunde mit Entlastungsübungen und Beckenbodenwahrnehmung beenden.

Wie schon erwähnt, sollten am Anfang immer Wahrnehmungsübungen für den Beckenboden stehen. Es ist für Einsteiger in die Beckenbodengymnastik

ratsam, aus dem Übungskatalog die einfach auszuführenden Übungen auszu-
wählen. Es bietet sich an, in der Rückenlage oder Seitlage zu beginnen, da
hierbei der Beckenboden am wenigsten belastet wird. Lassen Sie sich damit
Zeit. Der Übungssteigerung sind dann keine Grenzen mehr gesetzt.

Sie werden feststellen, dass es so gut wie keine Bewegung gibt, in die man
nicht die Spannung der Beckenbodenmuskeln mit einbeziehen kann. Die
Absicht, die dahinter steckt, ist der automatisierte Einsatz der innersten Muskeln, ohne darüber nachdenken zu müssen, in jeder Bewegungsfolge. Ob
Sie nun funktionelle Gymnastik, Fitness, Aerobic, Wirbelsäulengymnastik,
und, und, ... anbieten, der kraftvolle Gebrauch der Beckenbodenmuskeln
gehört dazu. Als Fazit zähle ich drei Aspekte auf, die im direkten Zusammenhang zur Beckenbodenschwäche stehen:

1. **Zu große Belastung**
2. **Zu geringe Widerstandskraft**
3. **Verschweigen des Problems.**

Dem wird so entgegengewirkt:
1. Mit Hilfe von Enlastungsübungen für Bauch- und Beinvenen wird die
   Belastung herabgesetzt.
2. Durch gezieltes Training wird die Widerstandskraft erhöht.
3. Das Schweigen wird gebrochen, um der Enttabuisierung einen Weg zu
   ebnen.

Wir Frauen selbst sind es und ich spreche aus eigener Erfahrung, die das
Problem der Inkontinenz angehen und lösen müssen. Also, tun wir es!

Im 2. Teil dieses Kapitels wende ich mich an jede betroffene Frau. Die Frage
ist: Wann, wie und wo kann Beckenbodentraining stattfinden? Mit Zuhilfenahme dieses Buches und eventuell eines Beckenbodenkurses schaffen Sie
eine Grundlage, um Ihr Problem in den Griff zu bekommen.

Am Anfang ist es sicherlich hilfreich, 1-2-mal eine Übungszeit in Ihren Tages-
rhythmus einzubauen. Beinhalten sollte diese Zeit:
• Entlastungsübungen für Bauch- und Beinvenen.
• Beckenbodenkräftigung in Verbindung mit *Päckchen packen* und unter-
  stützender Atmung.
• Eine kurze Zeit der Entspannung.

*48*

Das hört sich viel an, doch auch hier gilt die Grundregel: weniger ist mehr. Suchen Sie sich 1-2 Übungen aus dem Übungskatalog aus, es dürfen auch mehr sein und wiederholen Sie jede Übung fünf Mal mit 5-10 Sekunden Spannung und doppelt so langer Pause. Am Morgen vor dem Aufstehen wäre dazu eine Möglichkeit oder wenn die Kinder in der Schule sind. Achten Sie darauf, dass Sie Ruhe haben und störende Faktoren, wie z.B. Telefon, ausgeschaltet sind. Beginnen Sie mit einfachen Übungen aus der Rückenlage oder Seitlage und steigern Sie mit der Zeit den Schwierigkeitsgrad.

Sie werden feststellen, dass der Erfolg für sich spricht. Wenn Sie dann zusätzlich die Kneifübungen in Ihren Tagesablauf mit einbeziehen, wie im Kapitel „Tipps für den Alltag" beschrieben, wird Tür und Tor geöffnet für den kraftvollen Gebrauch der Beckenbodenmuskeln.

Ein wenig Disziplin ist nötig, aber, wie schon gesagt: „Der Erfolg spricht für sich."

# 7 Einspüren in die Beckenboden-muskulatur

## 7.1 Wahrnehmungsübungen

Um ein Verständnis für die innersten Muskeln aufzubauen, ist die Wahrnehmung eine grundlegende Voraussetzung. Sie sind und bleiben verborgen, doch kann man ihren Kräftezuwachs spüren. Um die Beckenbodenmuskeln isoliert wahrzunehmen, ist es wichtig zu wissen, welche umliegenden Muskeln nicht zum Beckenboden gehören. Es sind die Gesäßmuskeln, – die Adduktoren – sie verlaufen an der Innenseite der Oberschenkel und die Bauchmuskulatur.

Die Innervation dieser drei Muskelgruppen hat nichts mit der Innervation des Beckenbodens zu tun und dennoch findet eine gewisse Ansteckung statt, da man von einem gemeinsamen Funktionsmuster ausgeht. Man bezeichnet die drei Muskelgruppen als so genannte Hilfsmuskeln, die sehr wohl und auch berechtigt bei der gezielten Beckenbodenkräftigung mit eingesetzt werden. Besonders die Bauchmuskulatur setzt bei guter Funktion die Belastung des Beckenbodens herab. Als Hilfestellung zur Wahrnehmung schauen Sie sich den knöchernen Abschluss des Beckenbodens nochmals an. Er hat die Form einer Raute.

Die seitlichen Anteile werden von den beiden Sitzbeinhöckern gebildet, die vordere Spitze vom Schambein und die hintere Spitze vom Steißbein. Setzen Sie sich auf einen Stuhl in aufrechter Haltung. Der Oberkörper befindet sich gerade über den Sitzbeinhöckern, mit der Vorstellung, dass sich zwischen Ihren Knien ein Ball befindet, den Sie zusammendrücken.
Sofort spüren Sie die Anspannung der Oberschenkelinnenseite,

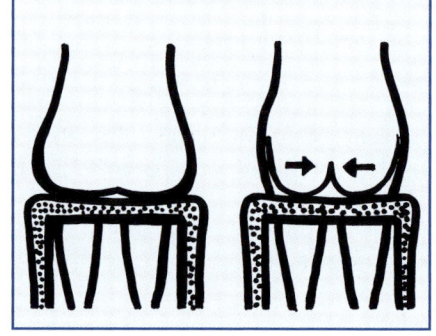

Abb. 15: Entspannen     Spannen

als Hilfsmuskeln der untersten Beckenbodenschicht. Bleiben Sie sitzen und spannen und entspannen Sie die Gesäßmuskeln. Dabei kommt es zu einem abwechselnden Heben und Senken des Gesäßes. Diese Muskelgruppe wird als die Hilfsmuskulatur der mittleren Beckenbodenschicht bezeichnet.

Nun spannen Sie die Bauchmuskeln an. In diesem Fall ziehen Sie aktiv den Bauch ein und das Becken wird sich dabei etwas aufrichten und das Steißbein ganz leicht in Richtung Schambein gezogen. Die Bauchmuskeln sind die Hilfsmuskeln der innersten Beckenbodenschicht.

Nun beginnt die schwierigere Aufgabe. Versuchen Sie, die drei Muskelgruppen völlig entspannt zu lassen. Für die unterste Beckenbodenschicht stellen Sie sich vor, die drei Öffnungen zu schließen und den Beckenboden in sich hineinzuziehen. Wenn Sie es im rhythmischen Wechsel zwischen Anspannung und Entspannung versuchen, ist die Wirkung stabilisierend und durchblutungsfördernd.

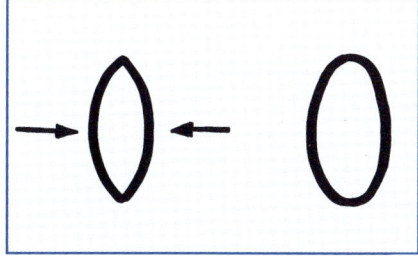

Abb. 16: Spannen        Entspannen

Um sich die mittlere Beckenbodenschicht bewusst zu machen, verstärken Sie die Sogwirkung nach innen, bis sich ein Ziehen an den Sitzbeinhöckern bemerkbar macht.

Die Spannung wird verstärkt, indem man nun die Sitzbeinhöcker zueinander zieht. Prüfen Sie nach, ob Sie im Stande sind, nur die Muskeln des Beckenbodens anzuspannen, ohne den Gebrauch der Gesäßmuskeln.

Der Einsatz der innersten Muskelschicht kommt hinzu, indem Sie das ‚In-sich-Hinein-und-Hinaufziehen' verstärken und das Steißbein in Richtung Schambein ziehen, oder das Schambein Richtung Bauchnabel. Vergleichbar ist die aufeinander folgende Beckenbodenspannung mit dem Gefühl des ‚Aufzugfahrens' in die 1., 2., 3., 4., 5. Etage.

Beachten Sie bitte dabei, – das gilt allgemein für alle Beckenbodenspannungen – dass der Aufzug im selben Tempo nach unten gleitet wie hinauf und nicht im Eiltempo in das Kellergeschoss hinabfährt.

Um die ganze Beckenbodenwahrnehmung zu unterstützen, stellen Sie sich vor, auf einem mit Kirschkernen gefüllten Kissen zu sitzen. In Gedanken ziehen Sie eine Linie zwischen den beiden Sitzbeinhöckern und eine Linie vom Schambein zum Steißbein. Genau über dem Kreuzungspunkt liegt die Scheidenöffnung und richtet sich Ihr Oberkörper auf. Bei entspannten Bauchmuskeln drücken Sie Ihren Daumen hinter die Kante des Schambeins. Spannen Sie die Beckenbodenmuskulatur an, indem Sie sich vorstellen, Kirschkerne in sich hinein- und hochzusaugen. Gleichzeitig werden Sie spüren, wie der Beckenboden ‚zubeißt', sich die Haltung verändert und Ihre Taille schmäler wird.

Diese so genannten Kneifübungen bewirken eine Straffung des gesamten Beckenbodens und somit eine Stärkung der Muskulatur. Es sollte das Gefühl entstehen, dass sich etwas zusammenschnürt, angehoben wird und zum Mittelpunkt hin sammelt. Kneifübungen kann man immer und in den verschiedensten Ausgangsstellungen wie Stehen, Sitzen und Liegen durchführen. Betrachten wir nun die Übung von einem anderen Gesichtspunkt aus: Ziehen Sie für die Wahrnehmung nochmals gedanklich eine Linie zwischen den beiden Sitzbeinen.

Damit wird der Beckenboden in zwei Regionen unterteilt. Die Region, die vor der Linie liegt, nennt man die Regio urogenitalis, oder auch Region des vorderen Beckenbodens. Sie umfasst den Harntrakt mit Scheide und Blase. Die dahinter liegende Region ist die Regio analis, auch als hintere Beckenbodenregion bezeichnet. Sie umfasst den Darmtrakt mit dem After.

Setzen Sie sich zuerst auf die Sitzbeinhöcker, dann richten Sie Ihre Beckenbewegung so ein, dass Sie hinter den Sitzbeinhöckern sitzen, d.h. die Sitzbeinhöcker sind nach vorne gerichtet. Somit wird bei der nun folgenden Beckenbodenspannung die hintere Region mehr beeinflusst.

Dann setzen Sie sich vor die Sitzbeinhöcker, sodass diese nach hinten gerichtet sind. Spannen Sie an und Sie werden feststellen, dass die vordere Region mehr anspricht, was das Erspüren und Anspannen der Muskulatur, die Harnröhre und Scheide umgibt, erleichtert.

Ich zeige Ihnen noch drei Möglichkeiten auf, bei denen Sie testen können, ob Sie das Spannungsgefühl des Beckenbodens verinnerlicht haben. Stellen

Sie sich hin und legen Sie eine Hand zwischen Schambein und Steißbein. Spannen Sie an und Sie werden sowohl den Sog nach innen an Ihrer Hand spüren als auch den Druck gegen die Hand beim Entspannen der Muskeln.

Legen Sie die Fingerkuppen der gestreckten Hände seitlich an die Hüftgelenke. Beim Spannen spüren Sie, wie die Hüfte schmaler wird.

Oder Sie legen einen Mittelfinger oberhalb des Schambeins genau in die Mitte. Der Mittelfinger der anderen Hand kommt im Rücken auf den Ansatz des Steißbeins. Ziehen Sie den Beckenboden zusammen und Sie werden unter den beiden Fingern ein Ziehen der Muskulatur spüren.

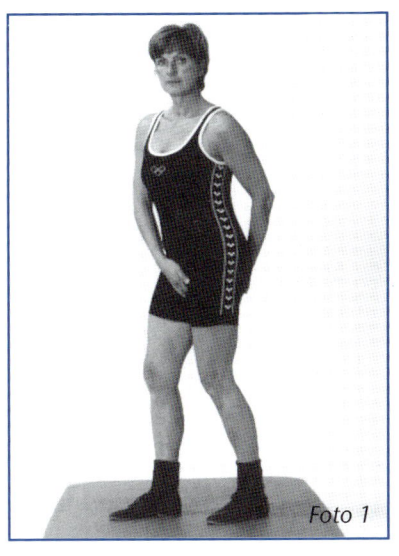

Foto 1

Wahrnehmungsübungen sind die Basis für ein effektives Beckenbodentraining und daher unerlässlich. Dabei sollen, um es nochmals zu erwähnen, die Hilfsmuskeln ausgeschaltet werden, damit sie mit ihren stärkeren Kräften nicht über die schwach entwickelten Beckenbodenmuskeln dominieren. Das Ziel ist, die bewusste Wahrnehmung und das Gespür für diese Muskelgruppe zu entwickeln. Haben Sie Zuversicht, denn den Gebrauch der Beckenbodenmuskeln hat man nicht an einem Tag verlernt, also dürfen Sie auch Zeit in Anspruch nehmen, um ihn wiederzuerlangen.

Alle Übungen, die jetzt folgen, sind zur Bewusstmachung des Atmens und zur Wahrnehmung der einzelnen Beckenbodenbereiche gedacht. Bei diesen Wahrnehmungsübungen sollten auch weiterhin die Hilfsmuskeln nicht mit eingesetzt werden.

• Rückenlage einnehmen, die Beine sind aufgestellt, die Hände liegen auf dem Bauch. Durch die Nase ein- und durch den Mund ausatmen und die Atembewegung unter den Händen spüren. *Hinweis:* Den Atem in den Beckenboden strömen lassen.

- Die Beine werden aufgestellt, die Arme liegen am Körper. Mit der Ausatmung werden Blase und Scheidenmuskel, die vordere Beckenbodenregion angespannt und mit der Einatmung gelöst.

- Mit der Ausatmung die rechte Beckenbodenseite anspannen und mit der Einatmung wieder lösen. Dasselbe mit der linken Beckenbodenseite.

- Mit der Ausatmung den Afterschließmuskel anspannen – die hintere Beckenbodenregion – und mit der Einatmung die Spannung lösen.

- Mit der Ausatmung den gesamten Beckenboden anspannen und mit der Einatmung die Spannung lösen.

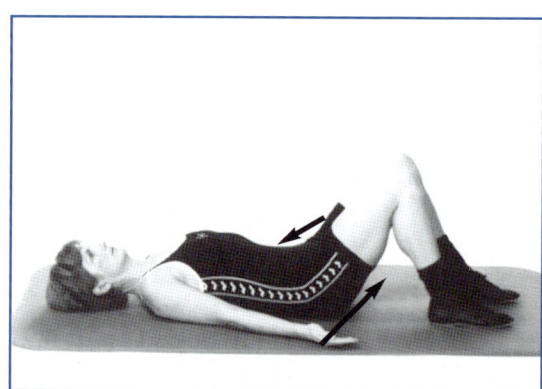

Foto 2

Alle Übungen mehrere Male wiederholen und nach jeder Übung doppelt so lange Pause. Zur besseren Wahrnehmung eine Hand zwischen Schambein und Steißbein legen, um die Sogwirkung zu spüren.

- Als Dehnung des Beckenbodens werden die aufgestellten Beine auseinander geklappt. Dabei bleiben die Fußsohlen aneinander.

Je vertrauter Sie mit dem Gefühl des Zusammenschnürens und des nachfolgenden Entspannens der Muskulatur werden, desto besser gelingt es Ihnen, den aktiven Gebrauch der Beckenbodenmuskulatur in anderen Situationen einzusetzen. Um selbst zu prüfen, ob die Kraft zugenommen hat, bedarf es der Selbsttests, die im nächsten Kapitel beschrieben werden.

## 7.2 Wie stark ist mein Beckenboden?

Auf verschiedene Weise können Sie selbst die Stärke des Scheidenmuskels kontrollieren. Das Beschäftigen mit der Lage und Funktion der Beckenbodenmuskulatur ist wichtig, um die Zusammenhänge zu verstehen. Doch die Funktion kann man nur durch Tasten begreifen.

- Lassen Sie den Mittelfinger in die Scheide hinaufgleiten und spüren Sie, wie lang und geräumig sich die Scheide anfühlt. Stellen Sie sich vor, den Finger mit Hilfe Ihrer Beckenbodenmuskulatur zu umklammern. Wenn sie gut ist, spüren Sie eine Sogwirkung und auch den Druck des Scheidenmuskels um den Finger herum. Die Scheide wird nicht nur verengt, sondern auch etwas nach vorne gezogen.

- Auf die gleiche Weise legen Sie einen Tampon ein und kneifen fest zusammen. Dabei versuchen Sie, den Tampon herauszuziehen. In Kurzform: gleichzeitig festhalten und herausziehen. Die Kraft, die im Scheidenmuskel steckt, ist gut spürbar.

- Die Methode der Harnstrahlunterbrechung ist Ihnen sicher bekannt: Die Blase sollte gut gefüllt sein. Um die Muskulatur zu lokalisieren, sollten Sie zuerst feststellen, wo Sie entspannen, bevor Sie den Harn zu lassen beginnen. Dann unterbrechen Sie den Harnstrahl und ‚machen dicht'. Dabei spüren Sie die Spannung am Beckenboden sehr gut. Wenn es gelingt, ist dies ein gutes Zeichen. Doch denken Sie daran: Die Harnstrahlunterbrechung ist ein Test und soll keine Übung darstellen, denn Wasserlassen hat etwas mit Loslassen zu tun. Sie darf nur als Kontrolle gesehen werden.

- Eine weitere Möglichkeit ist eine ganz natürliche. Probieren und spüren Sie die Kneifwirkung beim Geschlechtsakt, denn gerade da soll ja die Kraft des Muskels zur Entfaltung kommen. Ihre Männer werden nichts dagegen haben!!

# 8 Vorbereitung für das Training

## 8.1 Entlastung für Becken- und Beinvenen

Diese Übungen sollten immer am Anfang eines Beckenbodentrainings stehen, da sie für eine gute Durchblutung des Beckenbodens sorgen und somit das Training unterstützen. Es ist erfahrungsgemäß leichter, die Beckenbodenmuskeln zu spüren, wenn zuvor der Druck herabgesetzt wird. Der Druck auf den Beckenboden entsteht, da das venöse Blut beim Rücklauf, bei aufrechter Haltung des Menschen, die Schwerkraft überwinden muss.

Das Gewicht der Eingeweide löst zusätzlich eine Zugwirkung aus, sodass die Eingeweide zum Boden der Bauchhöhle herabsinken, was wiederum einen direkten Druck auf die Organe, die sich im Becken befinden, hervorruft. Ein solch erhöhter Druck ist oft die Ursache für einen geschwächten Kreislauf. Um den Rücklauf des venösen Blutes zum Herzen zu fördern und somit den Druck auf den Beckenboden zu entlasten, setzen wir so genannte Venenpumpübungen ein.

Um das zu erreichen, gibt es die Möglichkeit:
* Eine Lage einzunehmen, bei der das Herz tiefer liegt als das Becken. Durch die Wirkung der Schwerkraft werden die Druckverhältnisse umgekehrt. Das Blut fließt aus dem Becken und der Beckenboden wird entlastet.

* Mit Hilfe von Muskelkontraktionen, Anspannen und Entspannen im Wechsel, das Blut zum Herzen zu pumpen. Die Venenklappen bewirken, dass das Blut nur zum Herzen hin strömen kann.

### *Übungen*

1. Rückenlage einnehmen, die Beine werden angestellt. Lagern Sie das Becken hoch mit einem zusammengerollten Handtuch unter dem Gesäß. Eine Weile so liegen bleiben und sich entspannen. Durch Hochlagern der Unterschenkel – Stufenlagerung auf einem Stuhl oder Ball – wird der Venenrückstrom noch verstärkt.

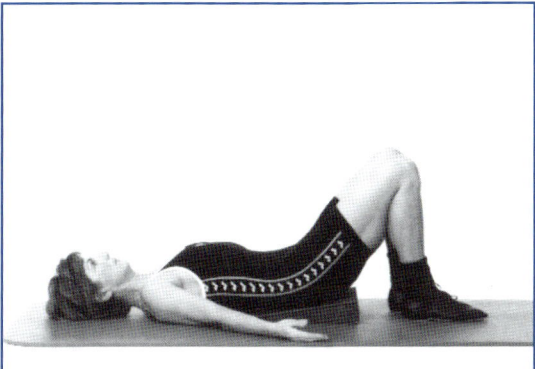

Foto 3

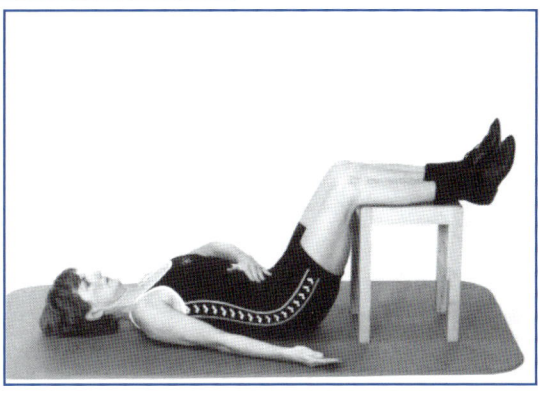

Foto 4

2. Rückenlage einnehmen und wie ein Käfer Arme und Beine locker nach oben strecken. Das zurückströmende Blut führt zu einer allgemeinen Durchblutungsförderung.

3. Rückenlage einnehmen, die Füße werden aufgestellt, Arme und Füße gegen die Unterlage drücken und das Becken nach oben aufrollen. Vorsicht, nicht in das Hohlkreuz ziehen! Mit der Mitte des Körpers sich nach oben und unten und von der einen zur anderen Seite bewegen. Also rütteln und schütteln Sie die Körpermitte, so lange wie möglich.

4. Rückenlage einnehmen, das Becken wird hochgelagert, durch ein zusammengelegtes Handtuch, ein Keilkissen oder durch geballte Fäuste, die Sie unter das Gesäß schieben. Ein Bein wird nach oben gestreckt.

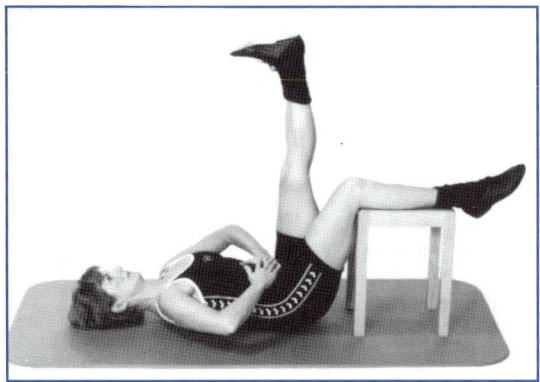

Foto 5

**Aufgaben:** Fuß ranziehen und wegstrecken.
Fuß ranziehen und die Zehen krallen und strecken.
Fuß im Gelenk nach beiden Seiten kreisen.
Fuß ranziehen und das Bein ausdrehen und wieder zur Mitte bringen.
Rad fahren.
Bein ausschütteln.

5. Knie-Ellbogen-Lage
Gehen Sie auf die Knie, beugen Sie den Oberkörper nach vorne und stützen Sie sich mit den Unterarmen auf dem Boden ab. Der Kopf ruht dabei in den Händen. Bleiben Sie in dieser Stellung. Durch die Hochlagerung des Beckens wird der Bauchraum und der Beckenboden entlastet.

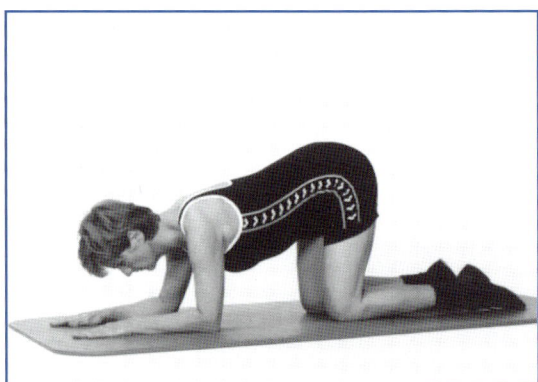

Foto 6

## 8.2 Beweglichkeitsübungen für die Hüftgelenke und die Lendenwirbelsäule

Das Becken stellt eine feste Verbindung zwischen den Beinen und dem Oberkörper dar. Die Hüftgelenke sowie die Lendenwirbelsäule sind an den Bewegungen des Beckens beteiligt. Die Gelenkköpfe der Oberschenkelknochen sitzen in ihren Gelenkpfannen an den jeweiligen Seiten des Beckens und die Wirbelsäule richtet sich von der Rückseite des Beckens ausgehend empor. Soll eine gute und freie Beweglichkeit des Beckens erreicht werden, müssen die Hüftgelenke und die Lendenwirbelsäule im Zusammenspiel gut funktionieren. Je mehr Beweglichkeit in den Hüftgelenken erreicht wird, umso leichter wird es fallen, den Beckenboden wahrzunehmen.

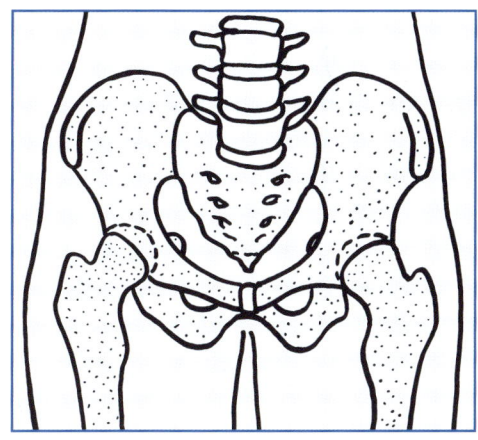

*Abb. 17: Das Becken mit seinen gelenkigen Verbindungen*

- Setzen Sie sich auf den Boden, legen Sie die Fußsohlen aneinander und lassen Sie die Knie locker seitlich nach außen fallen. Die Fußgelenke werden umfasst und Sie versuchen, die Knie vorsichtig noch weiter zum Boden hin zu schaukeln. Falls sich Ihre Muskeln an der Innenseite der Oberschenkel sehr straff anfühlen, üben Sie mit den Ellbogen an den Innenseiten der Knie einen leichten Druck aus. Nicht wippen und darauf achten, dass der Rücken gerade bleibt.

- Die Hände werden nach hinten abgestützt, die Beine sind aufgestellt in Beckenbreite. Das rechte Knie wird langsam nach innen zum Boden hin bewegt. Das linke Knie zeigt gerade nach oben. Dann wird das rechte Knie wieder zur Seite geöffnet und das linke Knie bewegt sich nach innen.

- Die Hände werden nach hinten abgestützt. Beide Beine sind beckenbreit aufgestellt. Die Beine werden zusammen nach rechts zur Seite abgelegt, wieder zur Mitte gebracht und dann nach links abgelegt.

- Rückenlage einnehmen, die Beine angewinkelt hinstellen, dann zur Seite öffnen, dabei bleiben die Fußsohlen aneinander. Eine Weile liegen bleiben. Mit Hilfe der Schwerkraft spürt man eine Lockerung und Dehnung der Muskeln an der Oberschenkelinnenseite, des Beckenbodens und der Hüfte.

- Ein Bein bleibt gestreckt auf dem Boden liegen. Das andere wird gebeugt an den Körper gezogen, die Hände umfassen das Knie. In dieser Stellung verharren. Im Gesäß und in der Lendenwirbelsäule wird eine Dehnung spürbar.

### Einige Übungen für die Lendenwirbelsäule

- Vierfüßlerstand einnehmen, der Rücken ist zuerst gerade, Sie bewegen die Lendenwirbelsäule nach unten in Richtung Boden – das Becken wird gekippt und danach runden Sie die Wirbelsäule zu einem ‚Katzenbuckel'.
Aus dieser Stellung wird das Gewicht langsam nach hinten verlagert, das Gesäß nähert sich den Fersen.
Diese drei Stufen fortlaufend wiederholen.

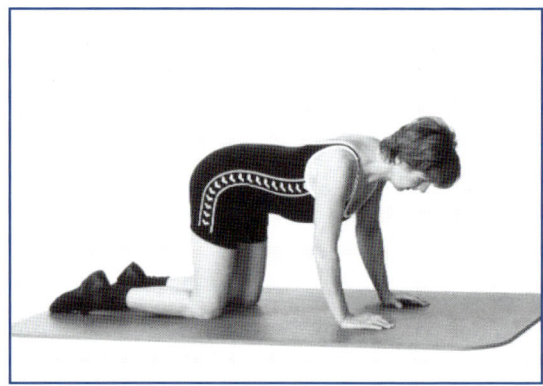

*Foto 7*

- Jetzt kommt noch in jeder Stufe die seitliche Bewegung hinzu, d.h., Sie schwingen das Gesäß nach rechts und links, oder Sie stellen sich vor: „Mit dem Schwanz zu wedeln". Bleiben Sie bei diesen Übungen locker und entspannt.

Eine weitere Möglichkeit, um die Mobilität der Lendenwirbelsäule zu erspüren, ist ‚die Uhr‘. Sie ist auch behilflich, schmerzhafte Muskelverspannungen im Lendenwirbelsäulenbereich zu lösen.

• Rückenlage einnehmen, die Beine sind angestellt und hüftbreit geöffnet, mit der Vorstellung, dass Sie mit Ihrem Becken auf einem Zifferblatt liegen. Das Steißbein liegt auf der 6 und die Lendenwirbelsäule auf der 12. Bewegen Sie das Becken sanft hin und her.

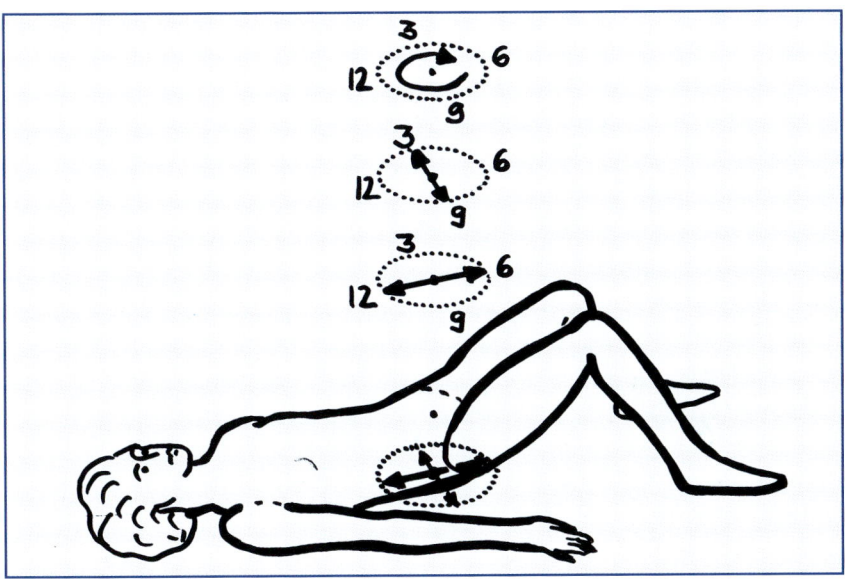

*Abb. 18: Die ‚Uhr‘*

Stellen Sie sich das Zifferblatt erneut vor, dann ist an der rechten Beckenseite die 9 und an der linken die 3. Das Becken wird von der 9 zur 3 und zurück hin- und herbewegt. Dabei trägt jeweils das Bein der anderen Seite etwas mehr Gewicht. Zum Schluss kreisen Sie mit dem Becken erst im Uhrzeigersinn, dann umgekehrt.

Diese ‚Uhr‘ ist ein fester Bestandteil in meinem Übungsprogramm und wird als sehr wohltuend empfunden.

# 9 Übungskatalog

Die wichtigsten Punkte, die bei der Ausführung zu beachten sind:

- Bei allen Übungen darf die Wahrnehmung des Beckenbodens nie verloren gehen. Wenn der Beckenboden während der Übung Druck erfährt, aus der Übung rausgehen.
- Jede Übung mindestens fünf Mal hintereinander durchführen.
- Die Spannung der Beckenbodenmuskeln 5-10 Sekunden halten. Kann mit der Zeit auf 20 Sekunden gesteigert werden.
- Danach doppelt so lange entspannen.
- Bei jeder Übung ausatmend *Päckchen packen*, Spannung halten, dabei fließend weiteratmen und einatmend lösen.

## 9.1 Einzelübungen

### *Übungen auf dem Hocker und mit dem Hocker*

Beim Sitz auf dem Hocker gibt es drei verschiedene Ausgangsstellungen:
- Der Sitz auf den Sitzbeinhöckern.
- Der Sitz vor den Sitzbeinhöckern, der bei der Spannung mehr den vorderen Beckenboden mit Blase und Scheide einbezieht.
- Der Sitz hinter den Sitzbeinhöckern, der bei der Spannung mehr den hinteren Beckenboden mit der Afterregion einbezieht.

Die Übungen können in verschiedenen Armpositionen ausgeführt werden:
- Die Hände fassen unter den Sitz.
- Die Hände liegen auf den Oberschenkeln.
- Die Hände werden in die Taille gestützt.
- Die Arme werden in der Seithalte gehalten.
- Die Hände liegen am Hinterkopf.
- Die Arme werden nach oben gestreckt.

Da jede dieser Arm- und Sitzpositionen die muskuläre Anspannung des Beckenbodens verändert, ist es sinnvoll, nicht mit den Armen in Hochhalte zu beginnen. Sie sollten jede von Ihnen ausgesuchte Armposition in allen drei Sitzhaltungen durchführen.

**Dazu ein Beispiel:**

- Sitz auf den Sitzbeinhöckern, die Hände liegen auf den Oberschenkeln. Ausatmend *Päckchen packen*, Spannung 5-10 Sekunden halten, dann einatmend lösen.
- Sitz vor den Sitzbeinhöckern, dabei ist der Oberkörper in gerader Haltung etwas nach vorne geneigt. Die Hände liegen auf den Oberschenkeln. Ausatmend *Päckchen packen* und mit der Beckenbodenspannung den Oberkörper auf die Sitzbeinhöcker zurückführen, dann einatmend lösen.
- Sitz hinter den Sitzbeinhöckern, den Oberkörper gerade nach hinten verlagern. Die Hände liegen auf den Oberschenkeln. Ausatmend *Päckchen packen* und mit der Beckenbodenspannung den Oberkörper auf die Sitzbeinhöcker vorführen, dann einatmend lösen.

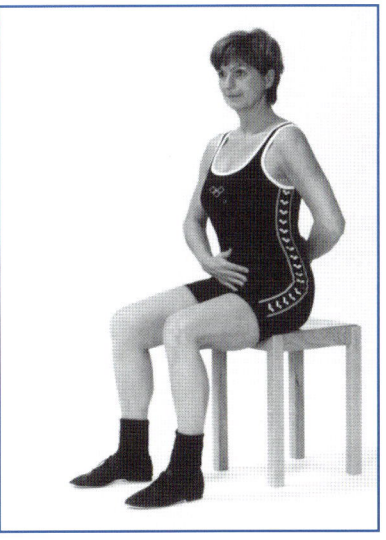

*Foto 8*

### *Weitere Übungsvorschläge*

Der Oberkörper ist beim Sitzen immer in aufrechter Haltung.

1. Die Arme hängen locker an der Seite. Ausatmend *Päckchen packen*, den rechten Oberschenkel etwas anheben, die Spannung 5-10 Sekunden halten, dann das Bein wieder der abstellen und einatmend lösen.

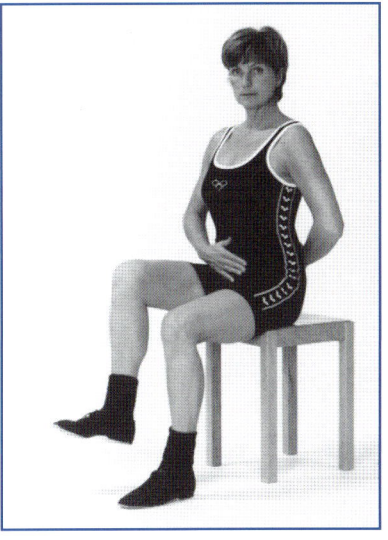

*Foto 9: Übung 1*

*63*

2. Ausatmend *Päckchen packen*, rechten Oberschenkel etwas anheben und unter Beckenbodenspannung etwas zur Seite öffnen, Bein zurückführen, abstellen und einatmend lösen.

3. Ausatmend *Päckchen packen*, Spannung halten und den rechten Unterschenkel nach vorne strecken. Die Knie bleiben dabei auf einer Höhe. Das Bein abstellen und einatmend lösen.

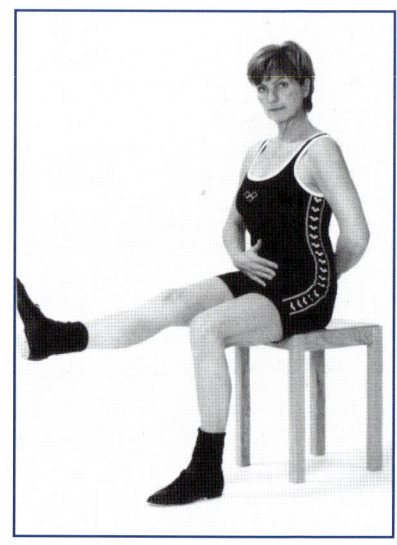

Foto 10: Übung 3

4. Ausatmend *Päckchen packen*, den linken Oberschenkel etwas anheben. Die rechte Hand legt sich auf das linke Knie. Einen leichten Gegendruck zwischen Knie und Hand aufbauen, Beckenbodenspannung halten, dann Lösen der rechten Hand und das Bein wieder abstellen und einatmend lösen.

5. Alle Übungen auch mit dem linken Bein ausführen.

6. Walking auf dem Hocker: Ausatmend *Päckchen packen*, unter Spannung abwechselnd rechten und linken Oberschenkel etwas abheben, dabei werden die Arme gegengleich bewegt, Bein abstellen und einatmend lösen.

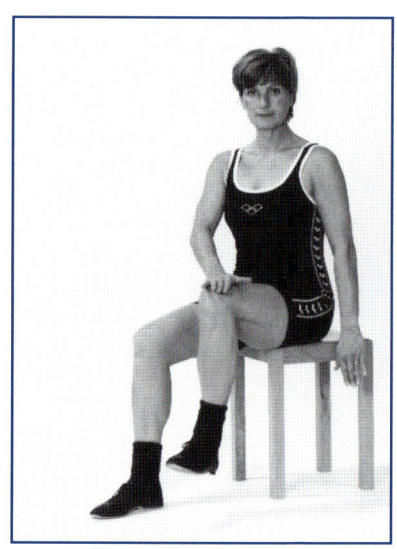

Foto 11: Übung 4

7. Aufstehen vom Hocker: Die Füße werden nahe an den Hocker gestellt und die Hände liegen auf den Oberschenkeln. Der Oberkörper wird mit geradem Rücken nach vorne geneigt. Ausatmend *Päckchen packen* und unter Beckenbodenspannung aufstehen und wieder absitzen. Der Oberkörper bleibt während der Vor- und Rückbewegung nach vorne geneigt. Erst sitzend mit der Einatmung die Spannung lösen.

7a. *Variation:* Aufstehen aus der Schrittstellung: Die gebeugten Arme werden vor dem Brustkorb überkreuzt und die Hände an die Schultern gelegt.

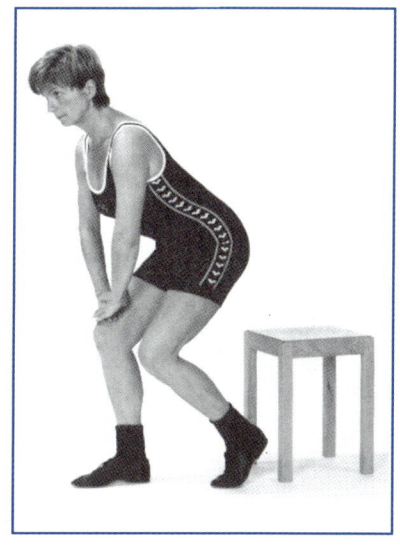

*Foto 12: Übung 7*

### Übungen mit dem Hocker in der Rückenlage

8. Beide Unterschenkel liegen auf dem Hocker. Becken und Knie sind im rechten Winkel. Die Arme liegen am Körper auf der Unterlage. Ausatmend *Päckchen packen* und unter Spannung das Becken etwas anheben. Die Spannung 5-10 Sekunden halten, dann das Becken wieder abrollen und einatmend lösen.

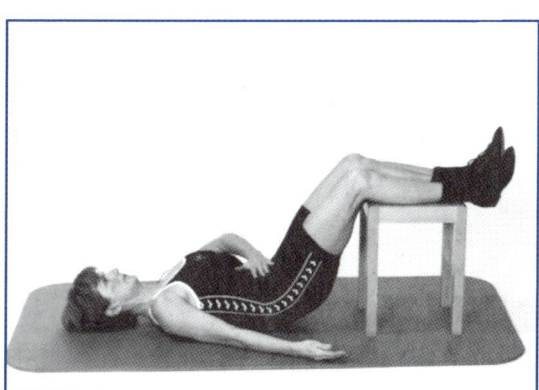

*Foto 13: Übung 8*

*65*

8a. Einen Unterschenkel leicht anheben und das Knie etwas gegen den Bauch ziehen. Die Hand des Gegenarms legt sich innen an das Knie. Ausatmend *Päckchen packen*, das Knie und die Hand geben sich gegenseitig Druck. Die Beckenbodenspannung halten, Bein und Arm in die Ausgangsstellung zurückbringen und einatmend lösen.

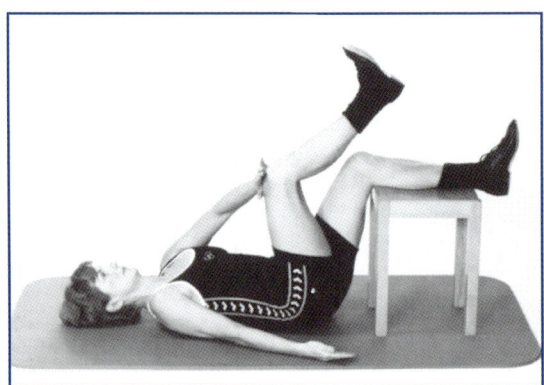

*Foto 14: Übung 8a*

9. Ein Bein nach oben strecken. Ausatmend *Päckchen packen* und unter Spannung zieht das gestreckte Bein von der Ferse aus etwas nach oben. Das Becken hebt sich dabei leicht an und der Unterschenkel des anderen Beines spannt gegen die Sitzfläche. Die Spannung halten, dann Becken ablegen und einatmend lösen.

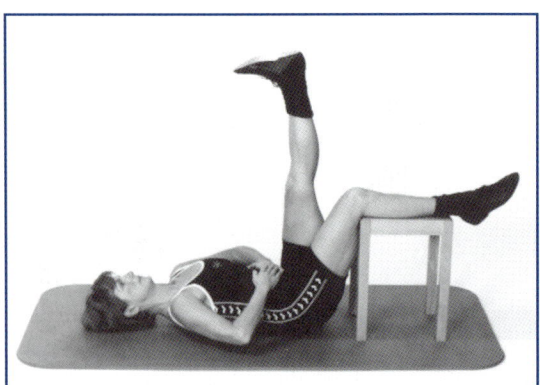

*Foto 15: Übung 9*

## *Übungen kombiniert mit Bauchmuskelspannung*

10. Beide Unterschenkel liegen auf dem Hocker. Die Hände liegen jeweils auf dem rechten und linken Oberschenkel. Ausatmend *Päckchen packen* und unter Spannung des Beckenbodens den Oberkörper anheben. Die rechte und linke Hand zieht dabei zu den Knien. Oberkörper wieder abrollen und dann einatmend lösen.

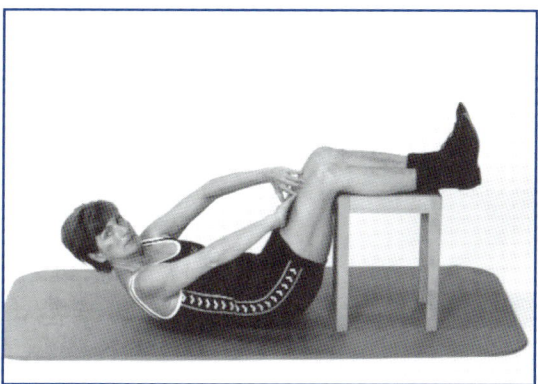

*Foto 16: Übung 10*

11. Die Arme liegen am Körper auf der Unterlage. Ausatmend *Päckchen packen*. Den Oberkörper nach rechts anheben, gleichzeitig zieht die linke Hand zum rechten Knie. Die Spannung halten, dann den Oberkörper wieder ablegen und einatmend lösen.
*Variation:* Die Hand und das Knie spannen gegeneinander.

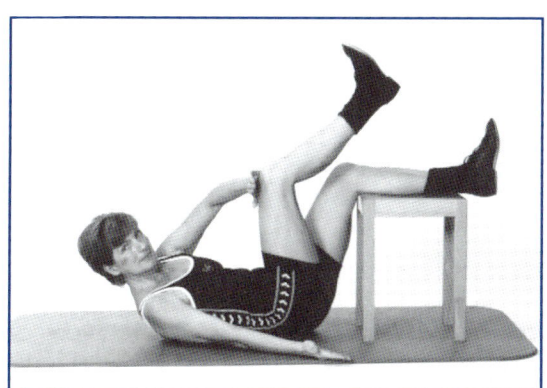

*Foto 17: Übung 11*

12. Ausatmend *Päckchen packen*. Den Oberkörper mit den Armen nach rechts anheben. Und mit den Händen seitlich der Knie Wände verschieben. Spannung halten, dann den Oberkörper wieder ablegen und einatmend lösen.

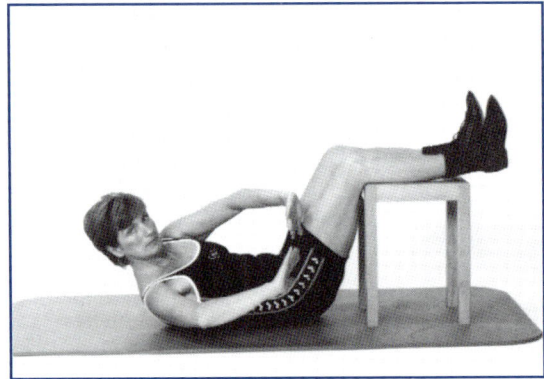

Foto 18: Übung 12

13. Linkes Bein nach oben strecken. Linke Hand wird hinter dem Kopf eingebeugt. Ausatmend *Päckchen packen*. Den Oberkörper nach rechts hochziehen, gleichzeitig zieht die rechte Hand zum linken Bein. Spannung halten, Oberkörper ablegen und einatmend lösen.

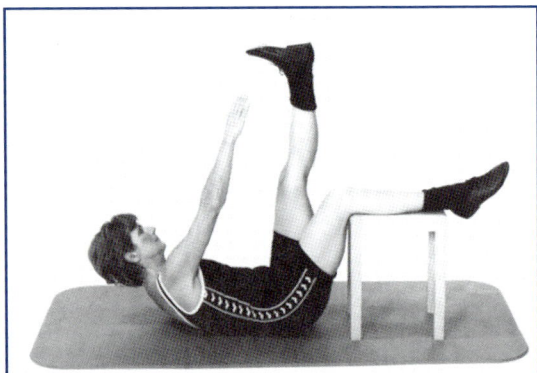

Foto 19: Übung 13

### Übungen auf dem Ball

14. Als Vorbereitung für einen sicheren Sitz: Mit geradem Rücken sitzen, leichte Bewegungen des Beckens nach vorne und hinten. Das Becken aufrichten und das Becken kippen – dann Gewichtsverlagerung zwischen den beiden Sitzbeinhöckern und das Becken kreisen auf dem Ball. Das Übungsprogramm „Auf dem Hocker" können Sie auch auf dem Ball üben.

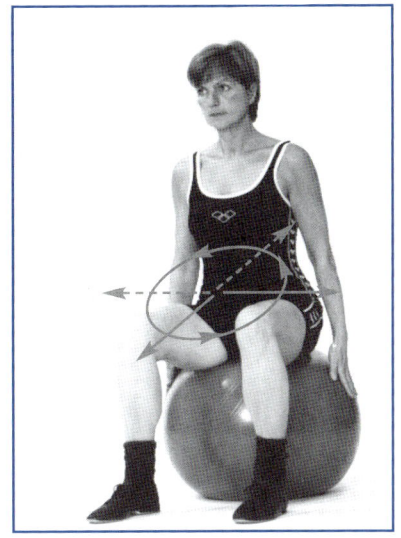

Foto 20: Übung 14

15. Ausatmend *Päckchen packen* und die Hände gegen den Ball drücken. Die Beckenbodenspannung 5-10 Sekunden halten, dann einatmend die Spannung lösen.

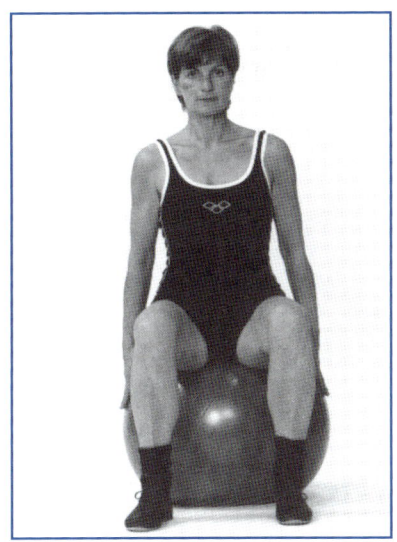

Foto 21: Übung 15

**69**

16. Die Unterarme vor dem Brustkorb anbeugen und die Fingerendgelenke ineinander hakeln. Ausatmend *Päckchen packen* und unter Spannung die Finger auseinander ziehen. Spannung halten, dann einatmend Spannung lösen.

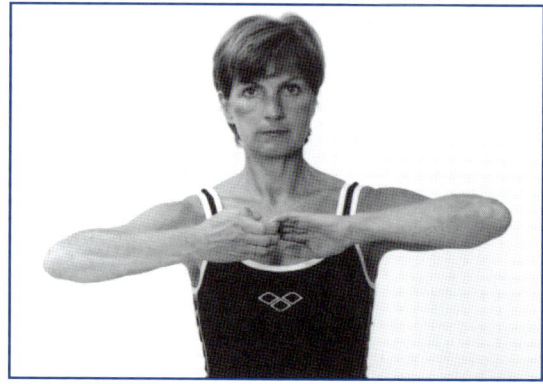

Foto 22: Übung 16

17.

Als Gegenbewegung der Arme, die Handflächen aneinander stellen. Ausatmend *Päckchen packen*, die Spannung halten, dabei werden die Handflächen gegeneinander gedrückt, dann einatmend die Spannung lösen.

18. Die Arme sind seitlich am Körper, beide Hände sind hochgezogen. Ausatmend *Päckchen packen*. Der rechte Arm zieht nach hinten und der linke Arm zieht nach oben und die Hände stemmen jeweils nach unten und nach oben. Die Beckenbodenspannung halten, dann die Arme zur Ausgangsstellung zurückführen und einatmend die Spannung lösen.

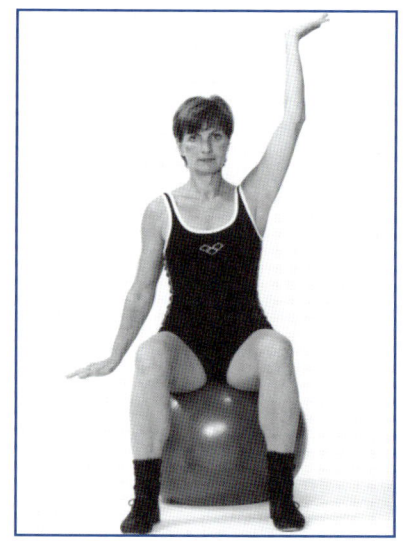

Foto 23: Übung 18

19. Die linke Hand liegt auf dem linken Oberschenkel. Der rechte Arm wird angebeugt in die Seithalte gebracht. Ausatmend *Päckchen packen*, dann dreht der rechte Arm und der Oberkörper nach rechts, der Kopf dreht mit. Die Spannung halten, dann zurückdrehen zur Ausgangsstellung und einatmend Spannung lösen.

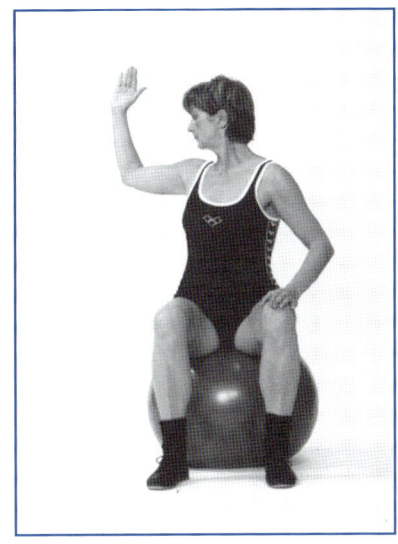

*Foto 24: Übung 19*

20. „Kasatschok"-Sitz auf dem Ball mit aufgerichteter Wirbelsäule. Ausatmend *Päckchen packen* und unter der Spannung der Beckenbodenmuskulatur wird das linke Bein schräg vor auf die Ferse gestellt und wieder rangeholt. 3-4-mal wiederholen, dann einatmend die Spannung lösen.
*Variation:* Mit dem rechten Bein und mit dem linken Bein im Wechsel.

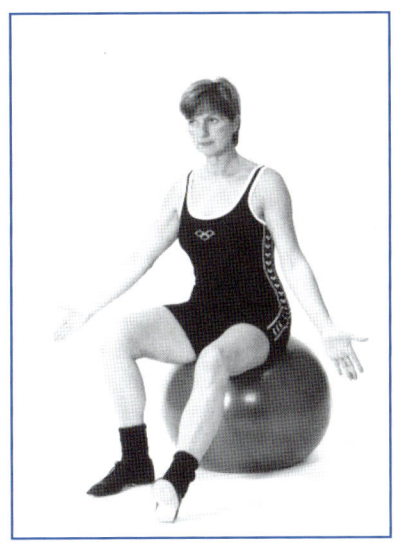

*Foto 25: Übung 20*

21. Beide Arme werden in der Seithalte angebeugt. Ausatmend *Päckchen packen,* mit der Spannung wird das rechte Bein etwas angehoben, gleichzeitig zieht der linke Ellbogen mit geradem Oberkörper zum rechten Knie. Zurück zur Ausgangsstellung, dann einatmend die Spannung lösen.
*Variation:* Eine Richtung mehrmals hintereinander. Wechselnde Richtungen mehrmals hintereinander.

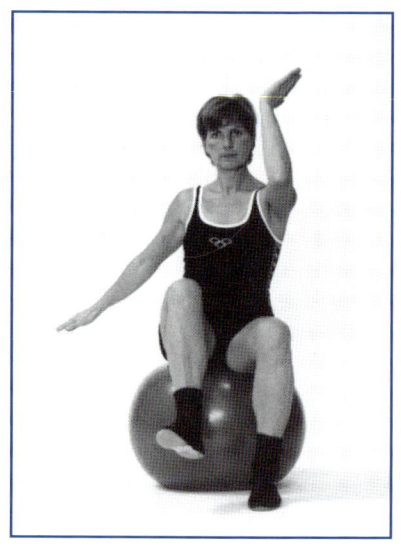

*Foto 26: Übung 21*

### Übungen mit dem Ball

22. Auf dem Ball sitzen, dann mit den Füßen nach vorne laufen, bis das Gesäß den Boden erreicht. Die Beine sind dabei aufgestellt. Ausatmend *Päckchen packen* und unter Beckenbodenspannung das Gesäß anheben. Die Arme werden in Seithalte gebracht. Die Spannung halten, dann das Gesäß zurück auf den Boden bringen und einatmend die Spannung lösen.
*Variation:* Das Gesäß ist abgehoben und das *Päckchen gepackt.* Einen Fuß 1 cm vom Boden abheben. Die Spannung halten, Fuß wieder abstellen, dann einatmend die Spannung lösen.
Das Gesäß ist abgehoben und unter Beckenbodenspannung wird mehrmals hintereinander rechter und linker Fuß im schnellen Wechsel 1 cm vom Boden abgehoben. Einatmend die Spannung lösen.

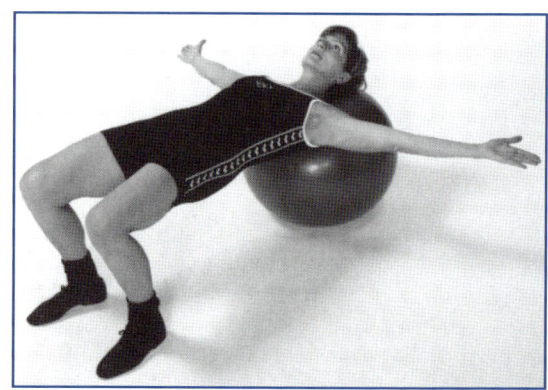

*Foto 27: Übung 22*

23. Ausgangsstellung: In Bauchlage auf dem Ball. Die Hände werden auf den Boden aufgestützt und die Beine sind nach hinten gestreckt und die Füße angebeugt. Ausatmend *Päckchen packen* und mit der Beckenbodenspannung das linke Bein anheben. Die Spannung 5-10 Sekunden halten, dann Bein absenken und einatmend die Spannung lösen.
*Variation:* Linkes Bein, rechter Arm, linker Arm, diagonal mit rechtem Arm und linkem Bein und umgekehrt.

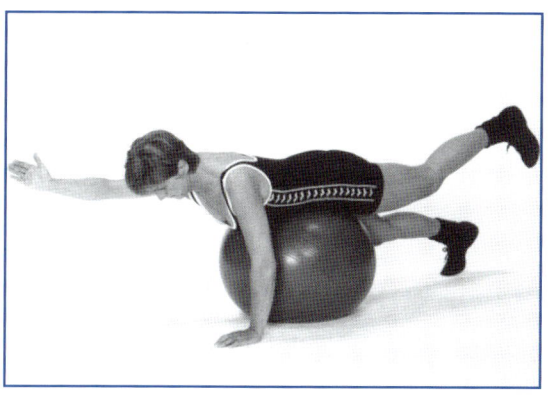

Foto 28: Übung 23

24. Rückenlage einnehmen, die Unterschenkel liegen auf dem Ball. Die Arme liegen ausgedreht auf dem Boden. Ausatmend *Päckchen packen*, mit der Spannung das Becken etwas anheben und gleichzeitig die Arme gegen den Boden spannen. Die Spannung halten, dann das Becken wieder ablegen und einatmend die Spannung lösen.

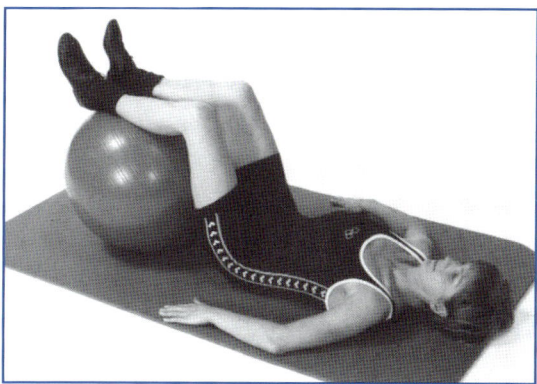

Foto 29: Übung 24

73

25. Die Unterschenkel liegen auf dem Ball. Ausatmend *Päckchen packen*, mit der Spannung das Becken etwas anheben und gleichzeitig den rechten Unterschenkel nach oben strecken. Die Oberschenkel bleiben dabei aneinander. Die Spannung halten, dann das Bein und das Becken ablegen und einatmend die Spannung lösen.

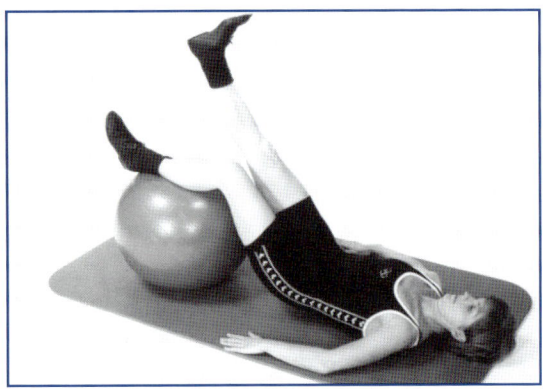

*Foto 30: Übung 25*

26. Die Beine werden aufgestellt. Der Ball befindet sich zwischen den Unterschenkeln und den Knien. Ausatmend *Päckchen packen*, dann spannen die Beine gegen den Ball. Die Spannung halten und einatmend die Spannung wieder lösen.
*Variation:* Die Beine sind abgehoben und im rechten Winkel angebeugt.

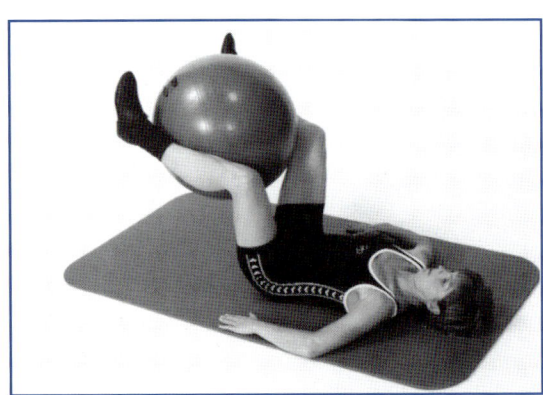

*Foto 31: Übung 26*

### Übungen in Kombination mit Beckenboden- und Bauchmuskulatur

27. Die Unterschenkel liegen auf dem Ball. Beide Hände befinden sich am Hinterkopf. Ausatmend *Päckchen packen* und mit der Beckenbodenspannung den Oberkörper gerade anheben. Die Spannung halten, dann Oberkörper ablegen und einatmend die Spannung lösen. Den Oberkörper nach rechts anheben. Den Oberkörper nach links anheben.

28. Die Arme werden hinter dem Kopf angebeugt. Ausatmend *Päckchen packen*. Der Oberkörper schräg nach links hoch, gleichzeitig rollen die Unterschenkel den Ball etwas nach rechts. Die Spannung halten, zurück zur Ausgangsstellung und einatmend die Spannung lösen.

29. Die rechte Hand liegt hinter dem Kopf. Ausatmend *Päckchen packen*. Mit der Beckenbodenspannung rechten Unterschenkel abheben und das gebeugte Bein etwas zum Bauch ziehen. Die linke Hand geht innen an das rechte Knie und Knie und Hand spannen gegeneinander. Gleichzeitig wird der Oberkörper nach rechts angehoben. Die Spannung halten, dann zurück zur Ausgangsstellung und einatmend lösen.

### Übungen aus der Rückenlage

Bei den Übungen aus der Rückenlage mit aufgestellten Beinen kann zur Entlastung und zur besseren Wahrnehmung des Beckenbodens ein Keilkissen oder ein zusammengerolltes Handtuch unter das Becken gelegt werden.
30. Rückenlage mit aufgestellten Beinen. Die Bauchmuskeln sind gelöst. Das Becken ist leicht gekippt, d.h. die Lendenwirbelsäule liegt nicht auf dem Boden auf. Ausatmend *Päckchen packen* und mit der Beckenbodenspannung die Lendenwirbelsäule auf die Unterlage bringen. Die Spannung halten und dann einatmend die Spannung lösen.

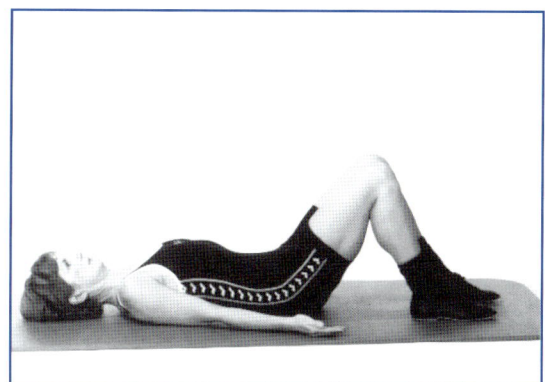

*Foto 32: Übung 30*

31. Ausatmend *Päckchen packen* und mit der Spannung das Becken nach oben etwas anheben. Die Spannung halten, das Becken ablegen und einatmend die Spannung lösen.

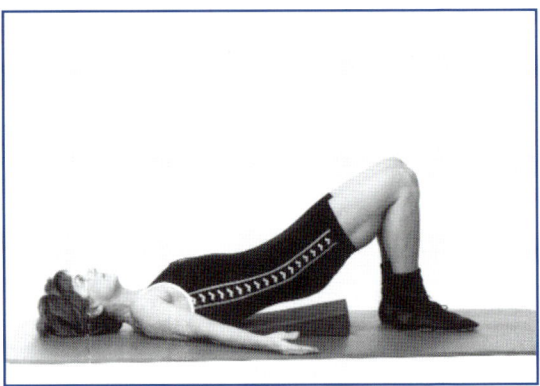

Foto 33: Übung 31

32. Ausatmend *Päckchen packen* und mit der Spannung das Becken anheben, dann das Becken etwas nach rechts versetzen. Das Becken wieder ablegen und die Spannung einatmend lösen. Seite wechseln.

33. Der rechte Unterschenkel wird auf den linken Oberschenkel abgelegt. Ausatmend *Päckchen packen* und das Becken über ein Bein anheben. Die Spannung halten, das Becken ablegen und einatmend die Spannung lösen. Seite wechseln.

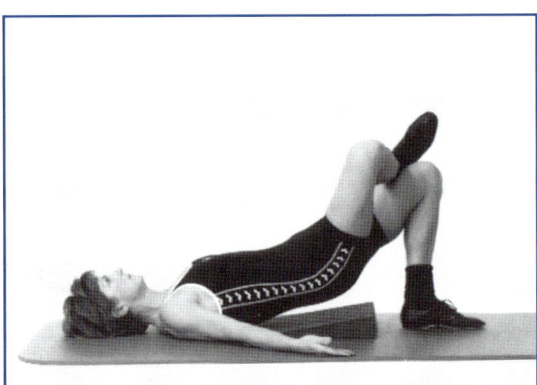

Foto 34: Übung 33

• • • • •

34. Das rechte Bein wird im rechten Winkel angebeugt. Ausatmend *Päckchen packen* und das Becken anheben. Die Spannung halten, das Becken wieder ablegen und einatmend die Spannung lösen.
Seite wechseln.

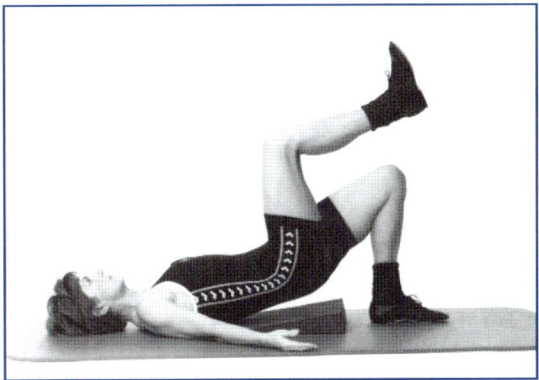

*Foto 35: Übung 34*

35. Das linke Bein wird im rechten Winkel angebeugt. Ausatmend *Päckchen packen* und das Becken anheben. Das gebeugte Bein wird nach vorne gestreckt, dabei bleiben die Oberschenkel auf einer Höhe. Die Spannung halten, das Bein wieder anbeugen, das Becken ablegen und einatmend die Spannung lösen.
*Variation:* Das gestreckte Bein wird mit der Beckenbodenspannung im Wechsel leicht angehoben und gesenkt. Seite wechseln.

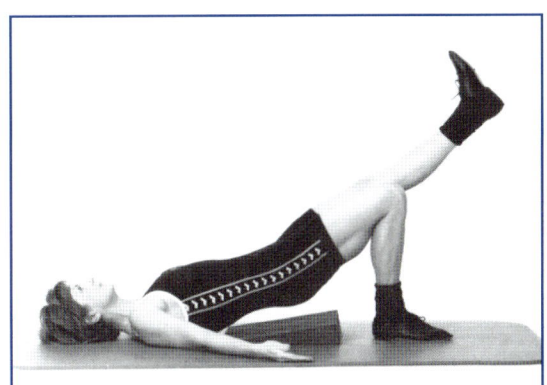

*Foto 36: Übung 35*

36. Beide Beine werden aufgestellt. Die Beine zu einer Seite ablegen. Ausatmend *Päckchen packen* und die Beine gegen einen gedachten Widerstand mit der Beckenbodenspannung zur Mitte zurückbringen, dann einatmend die Spannung lösen.
    *Variation:* Die Beine mit der Beckenbodenspannung zu einer Seite ablegen.

### *Übungen mit Spannung der Beckenboden- und Bauchmuskulatur in der Rückenlage*

37. Die Beine werden aufgestellt und die Füße hochgezogen. Die Hände liegen auf den Oberschenkeln. Ausatmend *Päckchen packen*, dann den Oberkörper nach rechts anheben, dabei rutschen die Hände zu den Knien.
    Die Spannung halten, dann den Oberkörper wieder ablegen und einatmend die Spannung lösen. Seite wechseln.

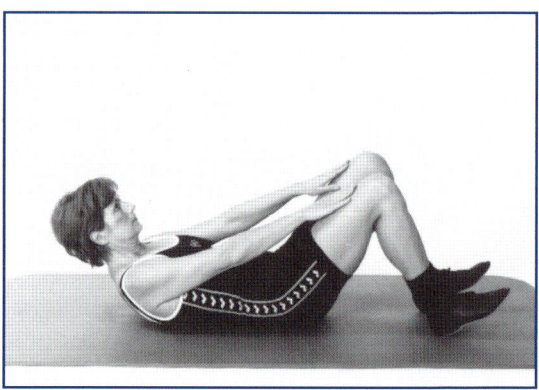

*Foto 37: Übung 37*

38. Die rechte und linke Hand liegt jeweils auf dem rechten und linken Oberschenkel. Ausatmend *Päckchen packen*, dann den Oberkörper anheben, dabei rutschen die Hände zum rechten Knie. Die Spannung halten, den Oberkörper wieder ablegen und einatmend die Spannung lösen. Seite wechseln.

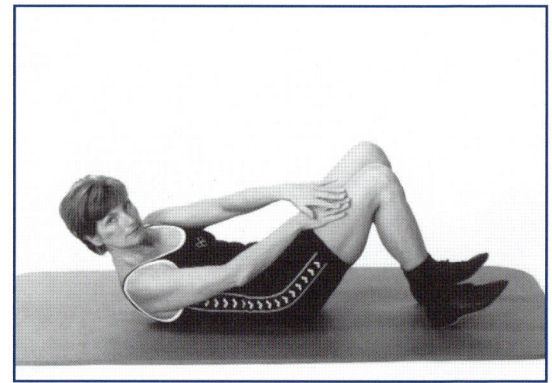

*Foto 38: Übung 38*

• • • • •

39. Beide Arme nach vorne nehmen, die Finger zeigen zueinander und die Handflächen nach außen. Ausatmend *Päckchen packen*, den Oberkörper anheben und mit den Händen am rechten Knie vorbei einen gedachten Widerstand wegschieben. Die Spannung halten, den Oberkörper wieder ablegen und einatmend die Spannung lösen. Seite wechseln.

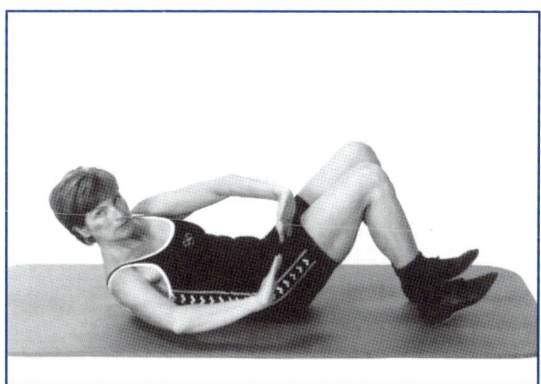

*Foto 39: Übung 39*

40. Der rechte Arm liegt ausgedreht auf der Unterlage. Ausatmend *Päckchen packen*, den Oberkörper nach rechts anheben, dabei zieht die linke Hand zur Außenseite des rechten Oberschenkels und spannt dagegen. Gleichzeitig spannt der rechte Arm gegen die Unterlage. Die Spannung halten, zurück zur Ausgangsstellung und einatmend die Spannung lösen. Seite wechseln.

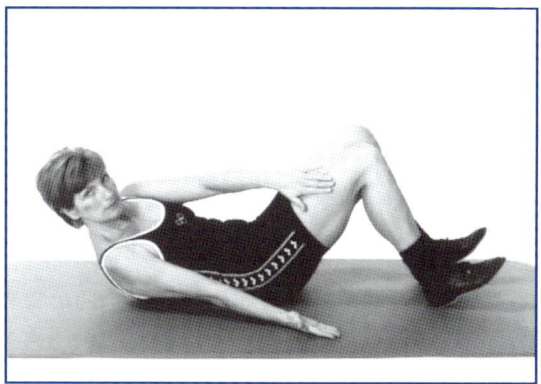

*Foto 40: Übung 40*

*79*

41. Ausatmend *Päckchen packen*, den Oberkörper etwas anheben und den rechten Arm parallel zum Körper zur rechten Ferse ziehen. Die Spannung halten, zurück in die Ausgangsstellung und einatmend die Spannung lösen. Seite wechseln.

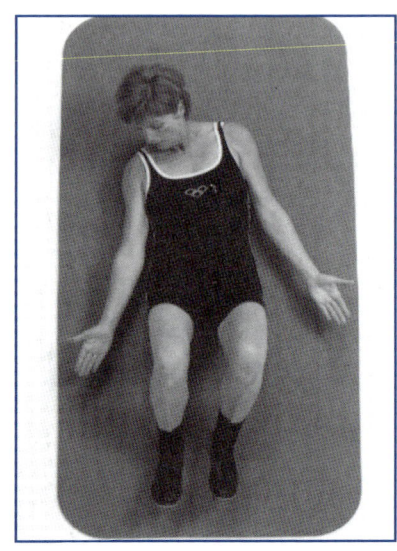

Foto 41: Übung 41

42. Ausatmend *Päckchen packen*. Mit der Beckenbodenspannung das linke gebeugte Bein zur Brust hin ziehen. Den Oberkörper etwas anheben und die Hände umfassen das linke Knie. Die Spannung halten, gleichzeitig eine Spannung zwischen den Händen und dem Knie aufbauen, den Oberkörper ablegen, das Bein abstellen und einatmend die Spannung lösen. Seite wechseln.

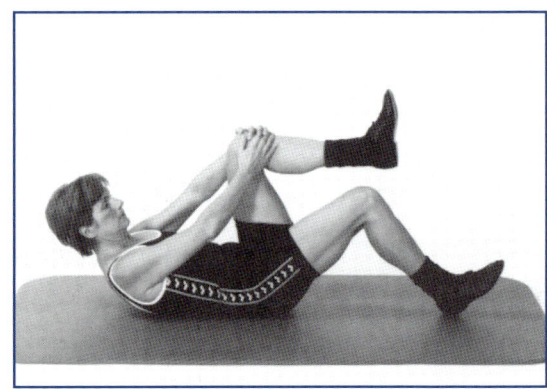

Foto 42: Übung 42

43. Der rechte Unterschenkel wird auf den linken Oberschenkel abgelegt. Die linke Hand liegt unter dem Kopf und der rechte Arm liegt ausgedreht an der Körperseite und wird etwas angehoben. Ausatmend *Päckchen packen*, den Oberkörper zum rechten Knie anheben, die Spannung halten, zurück zur Ausgangsstellung und einatmend die Spannung lösen. Seite wechseln.

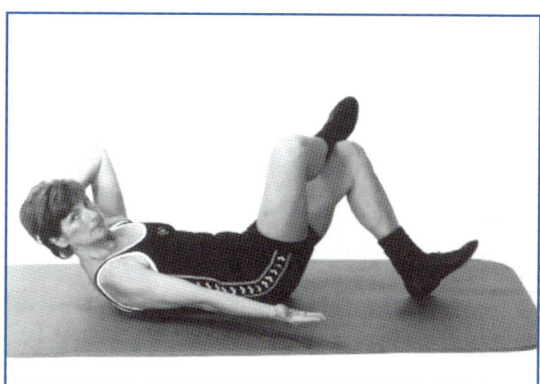

Foto 43: Übung 43

44. Beide Hände sind hinter dem Kopf. Ausatmend *Päckchen packen*, den Oberkörper mit leichter Drehung nach links anheben und gleichzeitig das rechte Bein angebeugt hochziehen. Das rechte Knie und der linke Ellbogen kommen sich entgegen. Die Spannung halten, zurück zur Ausgangsstellung und einatmend lösen. Seite wechseln.

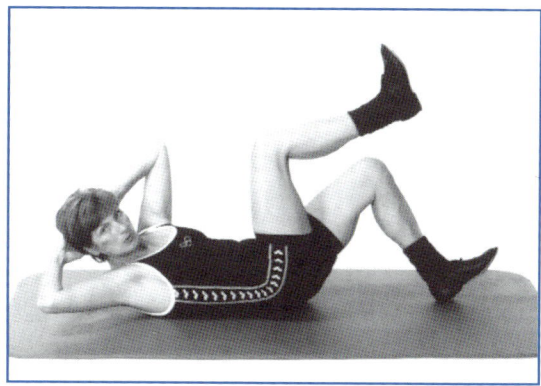

Foto 44: Übung 44

45. Die Beine werden nacheinander im rechten Winkel zum Bauch gezogen. Die Hände sind hinter dem Kopf. Ausatmend *Päckchen packen*, die Beine etwas nach rechts kippen, gleichzeitig den Oberkörper nach links anheben. Die Spannung halten, zurück zur Ausgangsstellung und einatmend die Spannung lösen.
*Variation:* Die leicht gekippten Beine etwas nach vorne herausschieben. Seite wechseln.

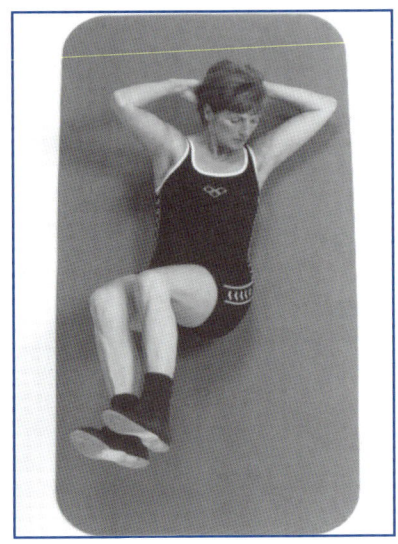

*Foto 45: Übung 45*

46. Das rechte Bein wird aufgestellt, das linke Bein liegt gestreckt auf dem Boden. Ausatmend *Päckchen packen*, den Oberkörper anheben, dabei zieht die linke Hand zum rechten Oberschenkel. Die Spannung halten, zurück zur Ausgangsstellung und einatmend die Spannung lösen. Seite wechseln.

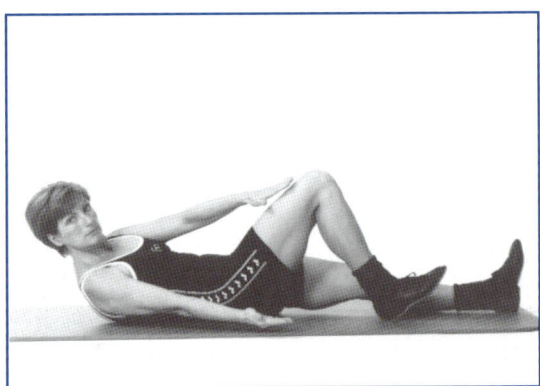

*Foto 46: Übung 46*

### Übungen aus der Rückenlage mit gestreckten Beinen

47. Die Füße werden hochgezogen. Ausatmend *Päckchen packen*, die Spannung halten, dann einatmend die Spannung lösen.

48. Die Füße werden hochgezogen. Ausatmend *Päckchen packen* und das gestreckte rechte Bein mit der Beckenbodenspannung etwas in die Hüfte hineinziehen. Die Spannung halten, dann einatmend die Spannung lösen.

49. Die Füße werden hochgezogen.
Ausatmend *Päckchen packen*, die Knie etwas anbeugen.
Dabei bleiben die Fersen am Boden.
Die Spannung halten und mit der Beckenbodenspannung die Beine wieder strecken und einatmend die Spannung lösen.

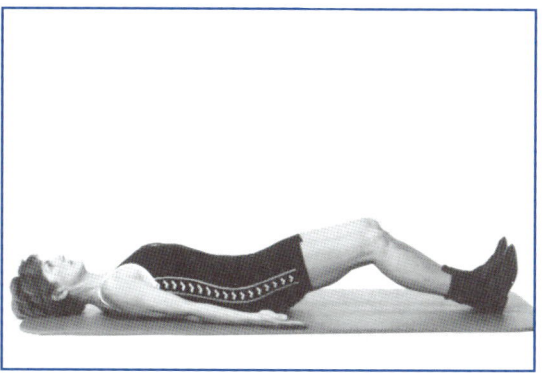

Foto 47: Übung 49

*Variation:* Mit dem rechten Bein, mit dem linken Bein, mit beiden Beinen, beide Beine nach rechts oder links etwas gebeugt hochziehen.

50. Die Füße werden hochgezogen. Die Hände sind hinter dem Kopf. Ausatmend *Päckchen packen*, die Knie etwas nach links anbeugen, dabei bleiben die Fersen am Boden, gleichzeitig den Oberkörper nach rechts anheben.
Die Spannung halten, zurück zur Ausgangsstellung und einatmend die Spannung lösen. Seite wechseln.

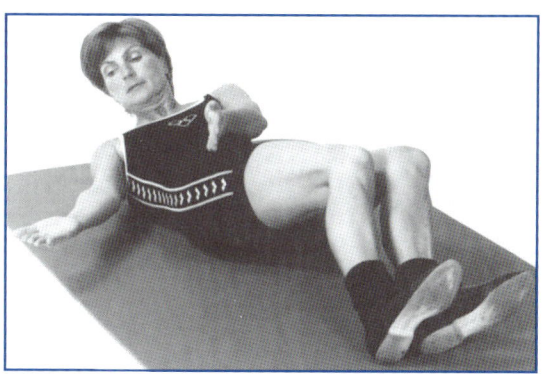

Foto 48: Übung 50

51. Die linke Hand liegt unter dem Kopf. Ausatmend *Päckchen packen*, mit leichter Drehung nach rechts den Oberkörper anheben, gleichzeitig das rechte Bein anbeugen. Der linke Ellbogen und das rechte Knie kommen sich entgegen. Die Spannung halten, zurück zur Ausgangsstellung und einatmend die Spannung lösen. Seite wechseln.

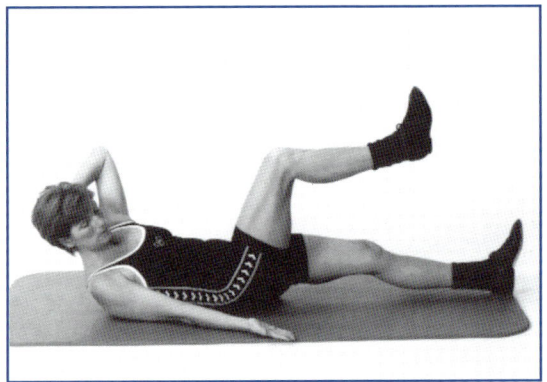

*Foto 49: Übung 51*

### Übungen aus der Bauchlage

In der Bauchlage kann bei starker Hohlkreuzbildung ein zusammengerolltes Handtuch unter den Bauch gelagert werden.

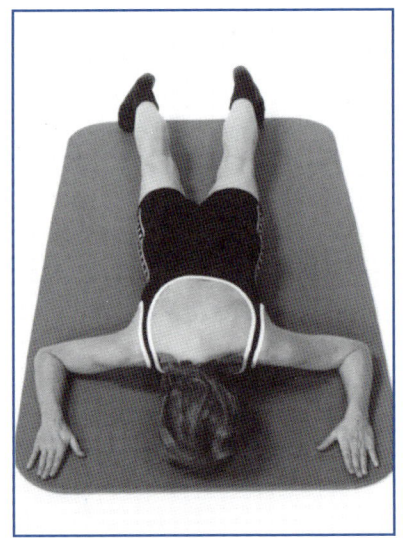

52. Die Arme liegen im rechten Winkel angebeugt neben dem Kopf, die Stirn liegt auf dem Boden. Die Füße werden angezogen und die Fußspitzen berühren den Boden.
Ausatmend *Päckchen packen*, die Spannung 5-10 Sekunden halten und dann einatmend die Spannung lösen.

*Foto 50: Übung 52*

53. Ausatmend *Päckchen packen*, das rechte Bein etwas anheben, die Ferse wird nach hinten herausgeschoben. Die Spannung halten, dann einatmend die Spannung lösen. Seite wechseln.

54. Ausatmend *Päckchen packen*, den rechten gebeugten Arm, den Kopf und das linke Bein etwas anheben. Die Spannung halten, dann Bein ablegen und einatmend die Spannung lösen. Seite wechseln.

*Variation:* Rechter Arm und Kopf, linker Arm und Kopf, rechtes Bein, linkes Bein, rechter Arm und linkes Bein, linker Arm und rechtes Bein anheben.

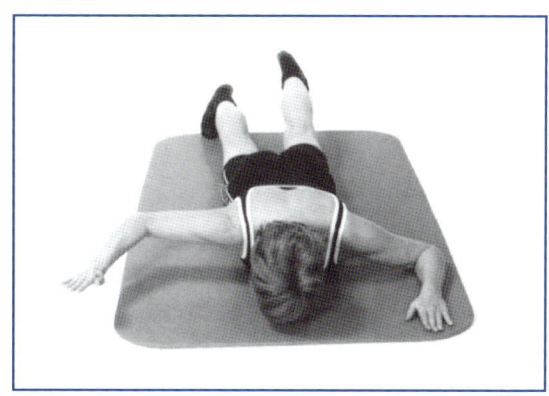

Foto 51: Übung 54

55. Ausatmend *Päckchen packen*, beide angebeugten Arme und den Kopf etwas anheben. Die Spannung halten, zurück zur Ausgangsstellung und einatmend die Spannung lösen.

56. Ausatmend *Päckchen packen*, rechter angebeugter Arm und den Kopf anheben, den rechten Arm nach vorne in die Streckung schieben, wieder anwinkeln und ablegen. Einatmend die Spannung lösen.
*Variation:* Mit dem linken Arm und mit beiden Armen.

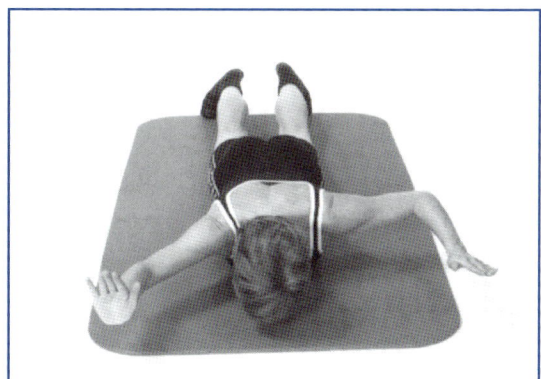

Foto 52: Übung 56

**85**

### Übungen aus der Seitlage

*Ausgangsstellung:* Die Beine liegen angebeugt im rechten Winkel. Die Wirbelsäule ist gestreckt und der Kopf ruht auf dem gestreckten Oberarm. Der freie Arm stützt mit der Handfläche vorne auf der Unterlage ab, die Finger zeigen zum Kopf.

57. Ausatmend *Päckchen packen.* Die vordere Hand stemmt und der gestreckte Arm spannt mit der Handfläche gegen den Boden.
Der Kopf kann dabei ganz leicht angehoben werden, dabei muss die Halswirbelsäule lang und gestreckt bleiben. Die Spannung halten und einatmend die Spannung lösen.

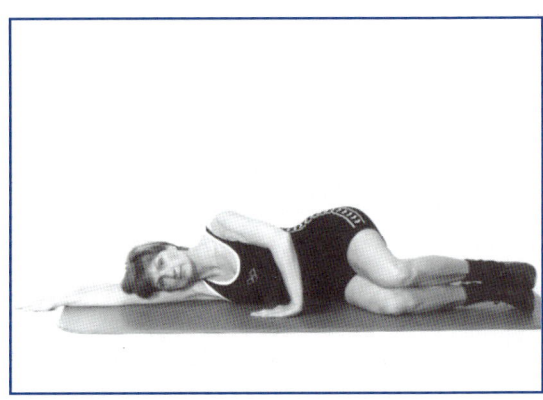

*Foto 53: Übung 57*

58. Ausführung wie Übung 57. Ausatmend *Päckchen packen,* zusätzlich mit der Beckenbodenspannung das obere Bein parallel zum unteren etwas anheben. Die Spannung halten, das Bein wieder ablegen und einatmend die Spannung lösen.
*Variation:*
Oberes Bein wird parallel angehoben und wiederholend etwas angehoben und gesenkt.

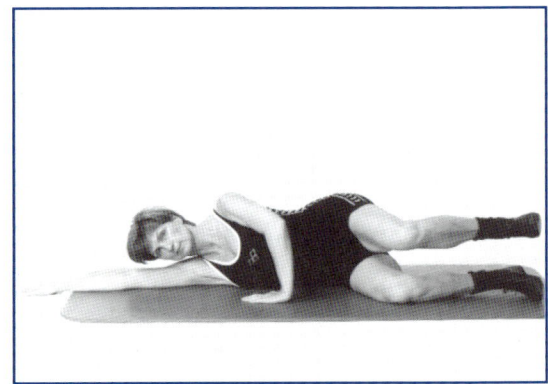

*Foto 54: Übung 58*

59. Ausatmend *Päckchen packen*, oberes Bein parallel anheben und das Knie mit der Beckenbodenspannung etwas zum Kopf ziehen, zurückführen, ablegen und einatmend die Spannung lösen.

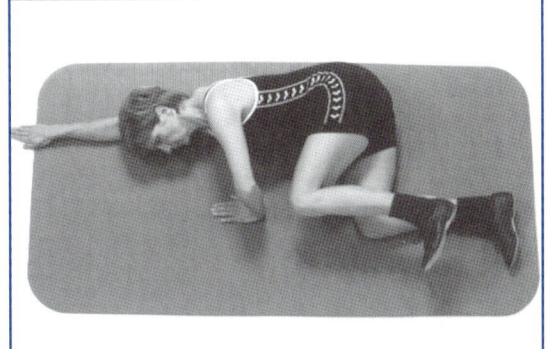

Foto 55: Übung 59

60. Ausatmend *Päckchen packen*, oberes Bein parallel anheben und das Bein mit der Beckenbodenspannung etwas nach unten schieben, zurückführen, ablegen und einatmend die Spannung lösen.

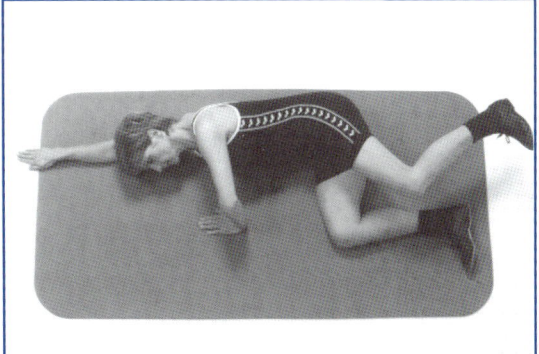

Foto 56: Übung 60

61. Das untere Bein bleibt angebeugt, das obere Bein wird gestreckt auf den Boden gelegt, wobei die Ferse zur Decke zeigt. Ausatmend *Päckchen packen*, das gestreckte Bein anheben. Die Spannung halten, das Bein wieder ablegen und einatmend die Spannung lösen.

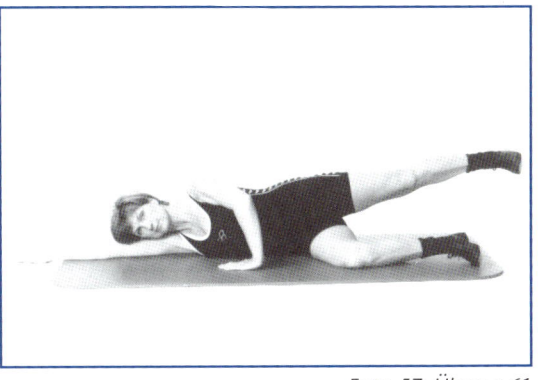

Foto 57: Übung 61

*87*

62. Auf dem Unterarm abstützen, das Schultergelenk befindet sich über dem Ellbogengelenk. Beide Beine sind angebeugt und der obere Arm liegt am Körper. Ausatmend *Päckchen packen* und das Becken anheben. Die Spannung halten, das Becken wieder ablegen und einatmend die Spannung lösen.

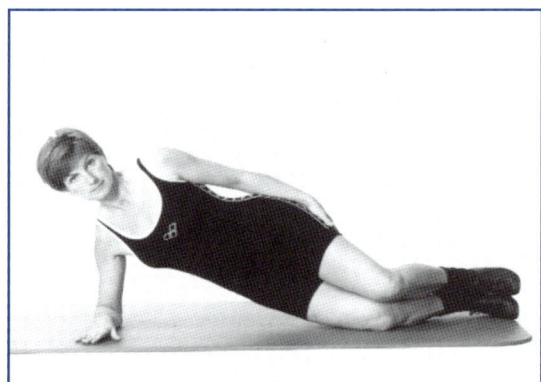

*Foto 58: Übung 62*

63. Die Beine werden leicht angebeugt. Ausatmend *Päckchen packen*, den Oberkörper seitlich anheben, dabei zeigt der obere Arm in Richtung Ferse. Die Spannung halten, den Oberkörper wieder ablegen und einatmend die Spannung lösen.

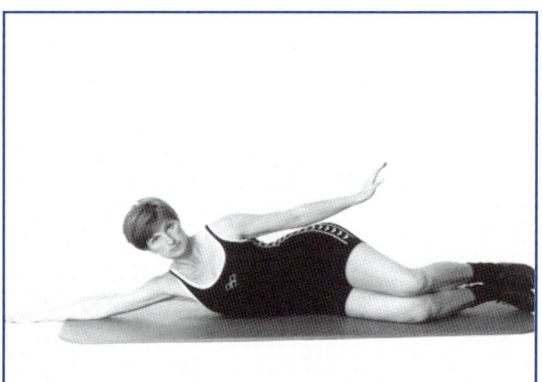

*Foto 59: Übung 63*

## *Übungen aus dem Vierfüßlerstand*

64. Die Arme werden leicht gebeugt. Die Schultergelenke befinden sich über den Handgelenken und die Hüftgelenke über den Kniegelenken. Die Wirbelsäule wird gestreckt und die Halswirbelsäule befindet sich in der Verlängerung der Wirbelsäule.

Ausatmend *Päckchen packen*, die Spannung 5-10 Sekunden halten und einatmend die Spannung lösen.

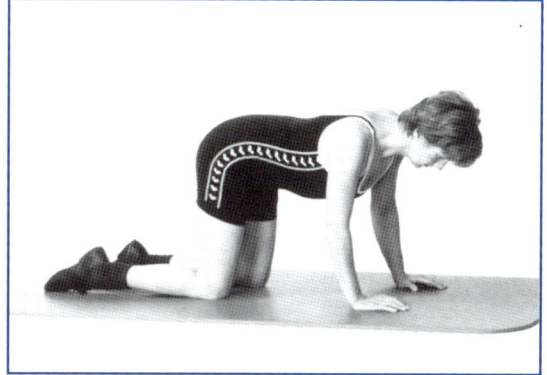

*Foto 60: Übung 64*

65. Das Becken wird gekippt. Ausatmend *Päckchen packen* und mit der Beckenbodenspannung wird das Becken aufgerichtet, d.h., die Lendenwirbelsäule wird gestreckt. Die Spannung halten und einatmend die Spannung lösen.

66. Ausatmend *Päckchen packen*, die rechte Hand etwa 2 cm vom Boden abheben. Die Spannung halten, dann die Hand wieder absetzen und einatmend die Spannung lösen.

*Variation:* Linke Hand, rechtes Knie und Unterschenkel abheben, linkes Knie und Unterschenkel, rechte Hand und linkes Bein, linke Hand und rechtes Bein.

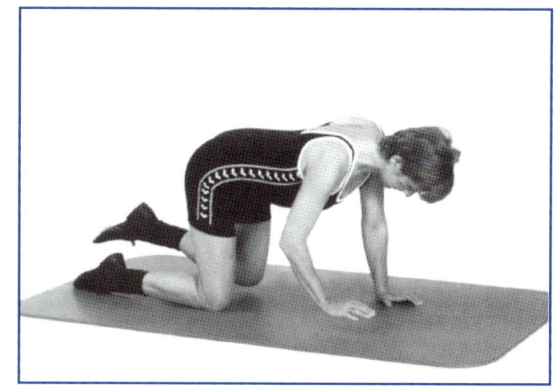

*Foto 61: Übung 66*

*89*

67. Ausatmend *Päckchen packen*, das rechte Bein mit der Beckenbodenspannung etwas anheben und das Knie in Richtung Nase ziehen, zurück zur Ausgangsstellung und die Spannung einatmend lösen. Seite wechseln.

68. Ausatmend *Päckchen packen*, das rechte Bein wird nach hinten gestreckt, der Fußrücken bleibt dabei auf dem Boden. Zurück zur Ausgangsstellung und die Spannung einatmend lösen. Seite wechseln.

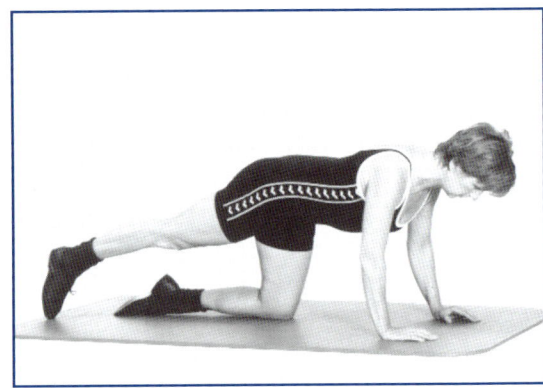

*Foto 62: Übung 68*

69. Das rechte Bein wird nach hinten ausgestreckt, der Fußrücken ist am Boden. Ausatmend *Päckchen packen* und das Bein mit der Beckenbodenspannung anheben. Die Spannung halten, das Bein wieder ablegen und einatmend die Spannung lösen. Seite wechseln.

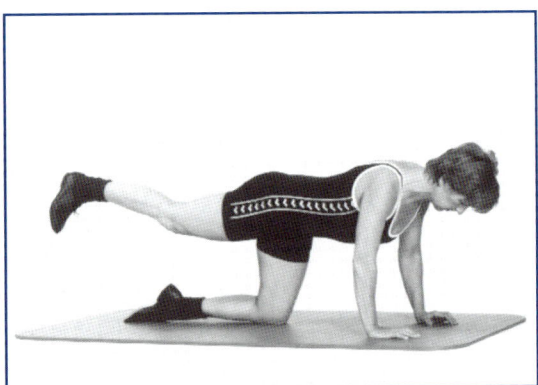

*Foto 63: Übung 69*

70. Ausatmend *Päckchen packen* und den linken Arm nach vorne strecken. Die Spannung halten, den Arm in die Ausgangsstellung zurückbringen und einatmend die Spannung lösen.
*Variation:* Linker Arm nach vorne strecken, rechtes Bein nach hinten strecken, linkes Bein nach hinten strecken, rechter Arm und linkes Bein strecken, linker Arm und rechtes Bein strecken.

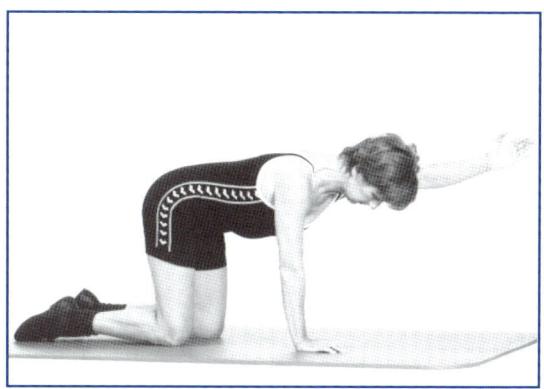

Foto 64: Übung 70

71. Unterarmstütz, ausatmend *Päckchen packen*. Die Beckenbodenspannung 5-10 Sekunden halten, dann einatmend die Spannung lösen.

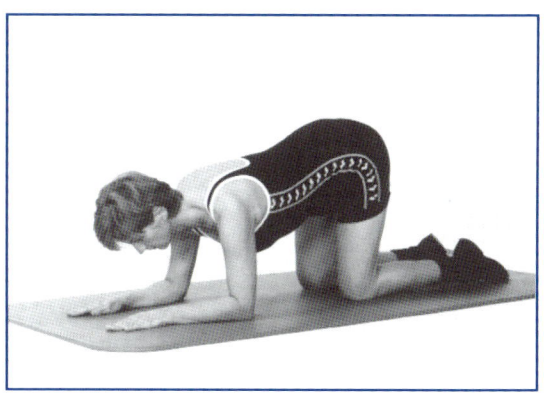

Foto 65: Übung 71

91

72. Unterarmstütz, die Füße werden rangezogen. Ausatmend *Päckchen packen* und beide Knie etwas anheben. Die Spannung halten, die Knie wieder ablegen und einatmend die Spannung lösen.
*Variation:* Die Knie bleiben angehoben und werden wiederholend mit der Beckenbodenspannung 2 cm abgesenkt und angehoben.

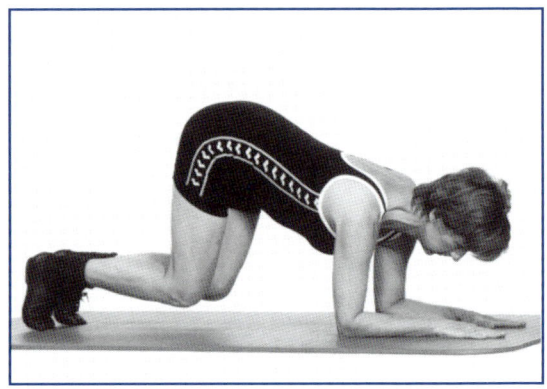

Foto 66: Übung 72

**Übungen aus dem Sitz auf dem Boden**

73. Strecksitz, die Hände werden nach hinten abgestützt. Ausatmend *Päckchen packen*, die Beckenbodenspannung 5-10 Sekunden halten, dann einatmend die Spannung lösen.

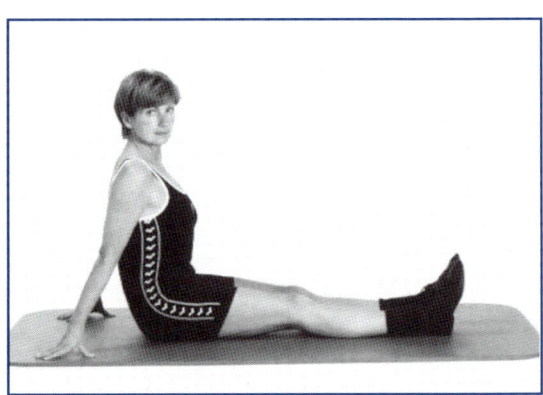

Foto 67: Übung 73

74. Strecksitz, die Hände liegen auf den Oberschenkeln. Ausatmend *Päckchen packen* und mit der Spannung den Rücken etwas nach hinten runden, dann wieder den Rücken strecken und einatmend die Spannung lösen.

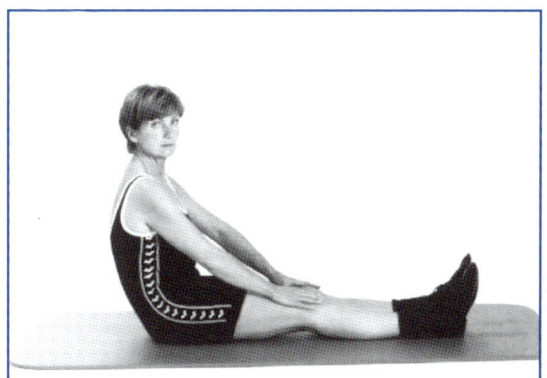

Foto 68: Übung 74

75. Strecksitz, ausatmend *Päckchen packen* und mit der Beckenbodenspannung auf den Sitzbeinhöckern hin- und herschaukeln, dann einatmend die Spannung lösen.

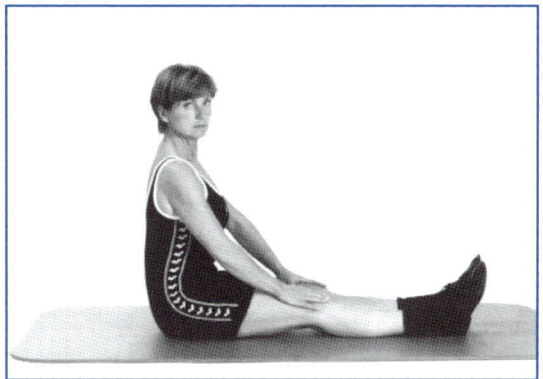

Foto 69: Übung 75

76. Strecksitz, ausatmend *Päckchen packen* und auf den Sitzbeinhöckern sich nach vorne bewegen, dabei wird das rechte und linke Bein aus der Hüfte nach vorne geschoben, dann einatmend die Spannung lösen. Ausatmend *Päckchen packen* und auf dem gleichen Weg zurück.

*93*

77. Schneidersitz, eventuell ein Keilkissen oder ein zusammengerolltes Handtuch unter das Gesäß lagern. Der Rücken ist gestreckt, ausatmend *Päckchen packen*, die Spannung 5-10 Sekunden halten, dann die Spannung einatmend lösen.

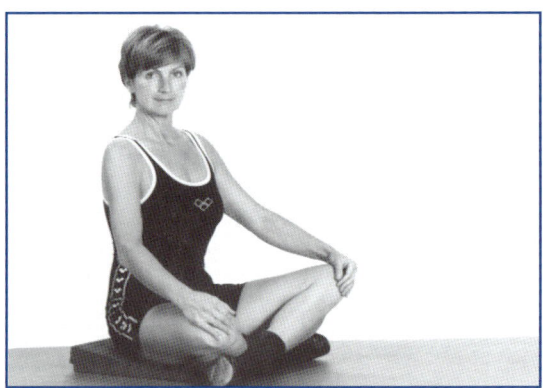

Foto 70: Übung 77

78. Schneidersitz, das rechte Bein angewinkelt liegen lassen und das linke Bein nach vorne aufstellen. Ausatmend *Päckchen packen*, durch die Beckenbodenspannung wird sich das linke Gesäß etwas anheben. Die Spannung halten und einatmend lösen. Seite wechseln.

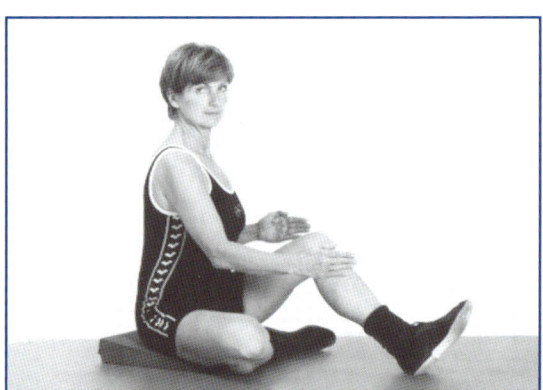

Foto 71: Übung 78

### Übungen aus dem Kniestand

79. Ausatmend *Päckchen packen*, die Spannung 5-10 Sekunden halten, dann einatmend die Spannung lösen.

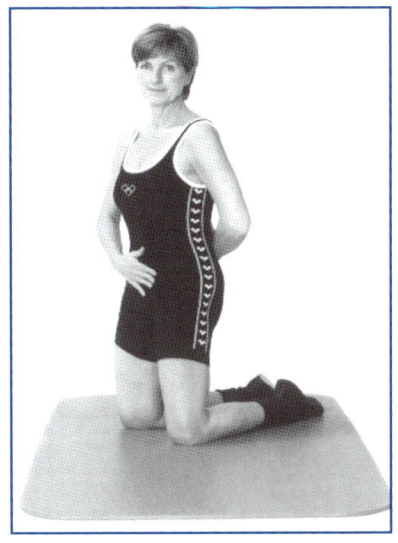

*Foto 72: Übung 79*

80. Ausatmend *Päckchen packen* und mit der Beckenbodenspannung den geraden Oberkörper etwas nach hinten verlagern und zurückführen, dann einatmend die Spannung lösen.

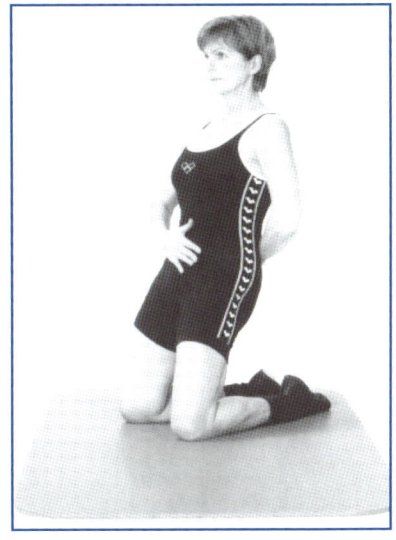

*Foto 73: Übung 80*

95

81. Ausatmend *Päckchen packen*, den Oberkörper mit geradem Rücken nach vorne verlagern, zur Ausgangsstellung zurück und einatmend die Spannung lösen.
*Variation:* Oberkörper ist mit der Beckenbodenspannung nach vorne verlagert. Rechten Arm über vorne nach oben führen und zurück, dasselbe mit dem linken Arm, beide Arme über die Seite nach oben führen und zurück.

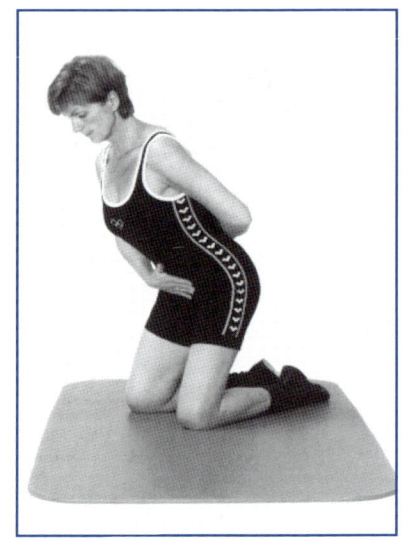

Foto 74: Übung 81

82. Fersensitz, ausatmend *Päckchen packen* und mit der Beckenbodenspannung das Gesäß etwas abheben, die Spannung halten, wieder absitzen und einatmend die Spannung lösen.

83. Kniestand, ausatmend *Päckchen packen* und mit dem Becken kleine Kreisbewegungen machen, nach rechts, nach links, auch in Achterbewegungen. Zwischendurch wird die Bewegung gestoppt und einatmend die Spannung gelöst.
*Variation:* Durch verschiedene Armhaltungen: Die Arme hängen locker, die Arme werden in die Taille gestützt, die Arme sind in Seithalte, hinter dem Kopf, nach oben gestreckt.

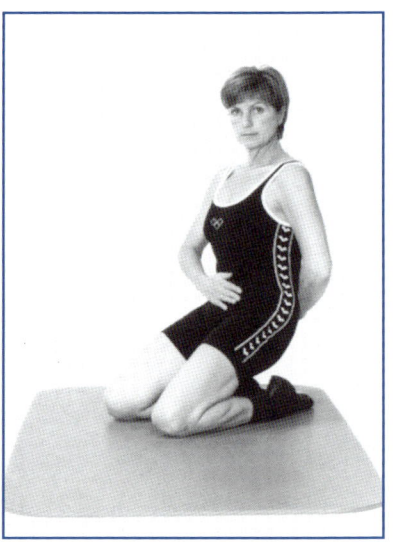

Foto 75: Übung 82

### Übungen aus dem Stand

Die Beine stehen in Beckenbreite, die Knie sind leicht gebeugt und die Kniegelenke befinden sich über den Fußgelenken. Das Becken steht in der Mittelstellung, die Wirbelsäule ist aufgerichtet, die Arme hängen locker an der Seite und die Schultern werden nach hinten und unten gezogen. Die Halswirbelsäule ist gestreckt.

84. Ausatmend *Päckchen packen*, die Beckenbodenspannung 5-10 Sekunden halten, dann einatmend die Spannung lösen.

85. Ausatmend *Päckchen packen*, mit der Beckenbodenspannung in den Zehenstand ziehen, die Fersen wieder absetzen und einatmend die Spannung lösen.
*Variation:* In die leichte Kniebeuge ziehen, Zehenstand und Kniebeuge hintereinander.

86. Ausatmend *Päckchen packen*, mit der Beckenbodenspannung das Gewicht wiederholend von rechts nach links verlagern, dann einatmend die Spannung lösen.
*Variation:* Gewichtsverlagerung wiederholen von vorne nach hinten, der Körper kreist über den Fußsohlen.

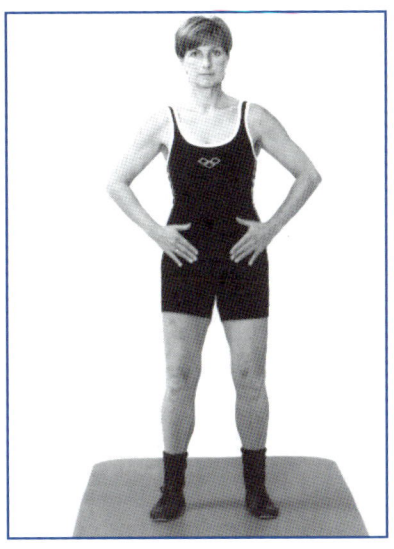

*Foto 76: Übung 84*

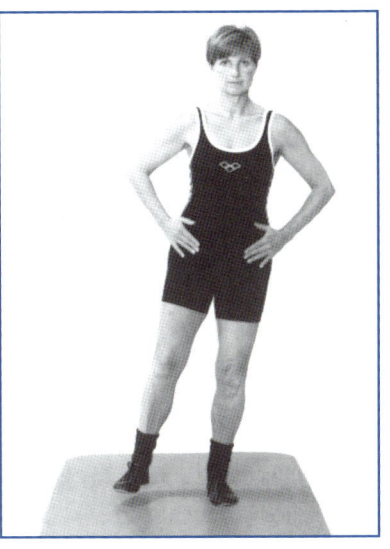

*Foto 77: Übung 86*

97

87. Ausatmend *Päckchen packen* und mit dem Becken nach rechts und links kleine Kreise beschreiben. Die Bewegung stoppen und einatmend lösen.

88. Die Beine werden etwas mehr geöffnet, die Füße zeigen nach vorne und die Knie etwas mehr gebeugt. Ausatmend *Päckchen packen* und die Knie spannen in Gedanken gegen einen Ball, der zwischen den Knien gehalten wird, dann einatmend die Spannung lösen.

89. Ein Bein wird im rechten Winkel angebeugt. Ausatmend *Päckchen packen* und die Gegenhand wird auf den Oberschenkel gelegt. Das Knie und die Hand spannen gegeneinander, Spannung halten, dann die Hand lösen und das Bein abstellen und einatmend die Beckenbodenspannung lösen. Seite wechseln.

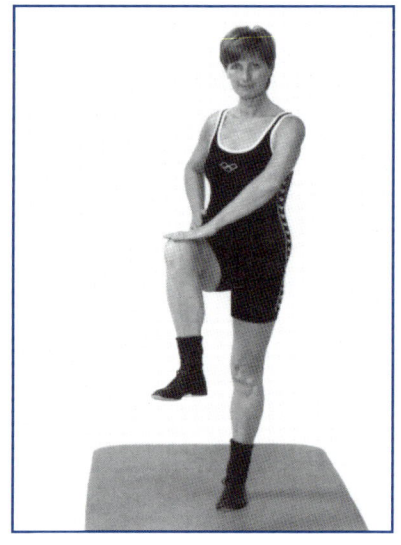

Foto 78: Übung 89

90. Grätschstand, der Rücken ist aufgerichtet, die Hände liegen auf den Oberschenkeln, die Füße sind etwas nach außen gerichtet und die Kniegelenke befinden sich über den Fußgelenken. Ausatmend *Päckchen packen* und im Zweiertakt das Gesäß absenken und wieder hochkommen, dann einatmend die Spannung lösen. *Variation:* Beim Absenken die Arme in die Seithalte bringen und beim Hochkommen die Arme zurück auf die Oberschenkel, das Gesäß absenken, dann eine Ferse wiederholend hochziehen und absetzen.

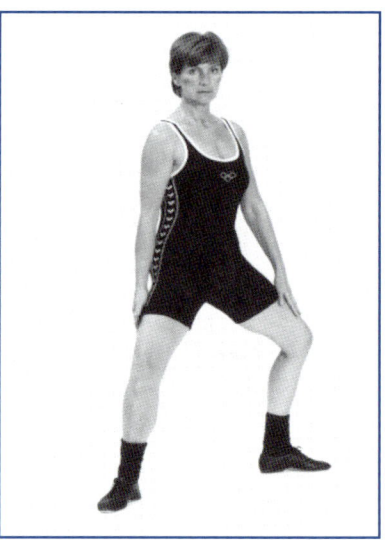

Foto 79: Übung 90

**98**

91. Schrittstellung, das Körpergewicht befindet sich in der Mitte. Ausatmend *Päckchen packen*, das hintere Knie bis knapp über den Boden absenken, der Oberschenkel bleibt dabei gerade, wieder hochkommen und einatmend die Spannung lösen.
*Variation:* Hinteres Knie absenken und aus dieser Stellung wiederholend etwas hoch- und tiefziehen. Seite wechseln.

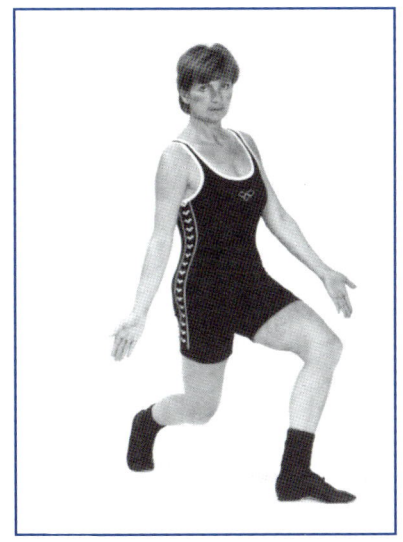

*Foto 80: Übung 91*

## 9.2 Partnerübungen

92. Rückenlage, die Beine werden aufgestellt. Die Partnerin kniet vor den Beinen und gibt Widerstand außen an den Knien. Ausatmend *Päckchen packen* und das rechte Bein gegen den Widerstand nach außen spannen. Die Spannung 5-10 Sekunden halten, dann einatmend die Spannung lösen.
*Variation:* Mit dem linken Bein, mit beiden Beinen.

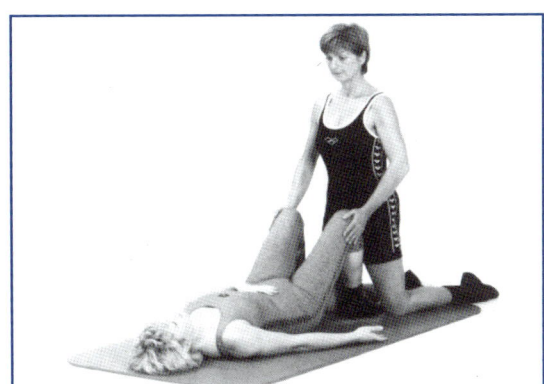

*Foto 81: Übung 92*

93. Die Beine werden aufgestellt. Die Partnerin hat ihre Fäuste zwischen den Knien. Ausatmend *Päckchen packen* und die Knie gegen die Fäuste spannen. Die Spannung halten, dann einatmend die Spannung lösen.

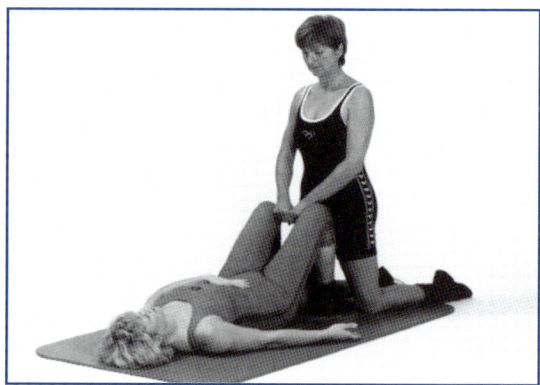

Foto 82: Übung 93

94. Die aufgestellten Beine werden seitlich abgelegt. Die Partnerin gibt Widerstand am oberen Knie. Ausatmend *Päckchen packen* und gegen den Widerstand die Beine zur Mitte bringen, dann einatmend die Spannung lösen. Seite wechseln.

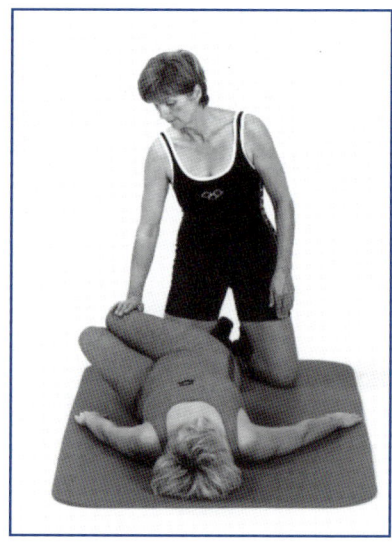

Foto 83: Übung 94

95. Die aufgestellten Beine werden zur Seite geöffnet. Die Partnerin gibt Widerstand innen an den Knien. Ausatmend *Päckchen packen* und gegen den Widerstand das rechte Bein zur Mitte bringen, dann einatmend die Spannung lösen.
*Variation:* Mit dem linken Bein, mit beiden Beinen.

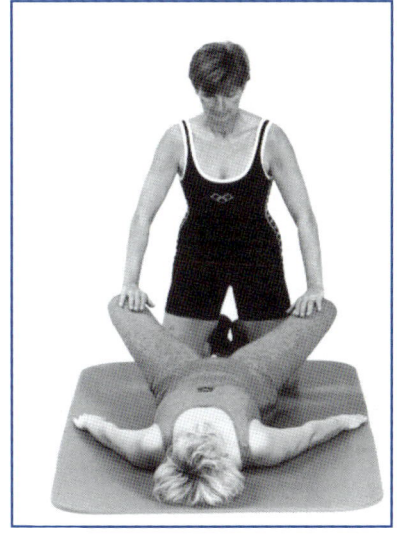

Foto 84: Übung 95

96. Beide Partnerinnen liegen in Rückenlage, die Beine werden im rechten Winkel angebeugt und die Fußsohlen werden aneinander gestellt. Ausatmend *Päckchen packen*, die Spannung 5-10 Sekunden halten, dann die Spannung einatmend lösen.

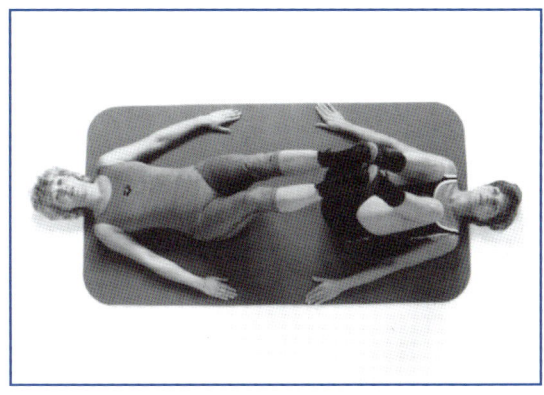

Foto 85: Übung 96

97. Dieselbe Ausgangsstellung, ausatmend *Päckchen packen* und mit der Beckenbodenspannung die Beine wechselseitig beugen und strecken, dann die Spannung einatmend lösen.
*Variation:* Gemeinsam Rad fahren.

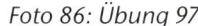

Foto 86: Übung 97

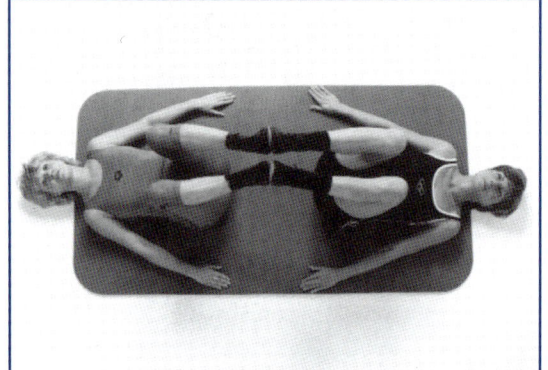

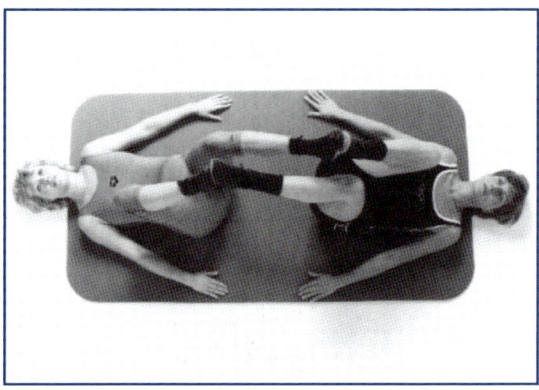

Foto 87: Variation

98. Beckenboden- und Bauchmuskeln kombiniert. Dieselbe Ausgangsstellung, beide Hände liegen auf dem rechten Oberschenkel. Ausatmend *Päckchen packen*, mit der Spannung den Oberkörper anheben, dabei rutschen die Hände zum Knie, wieder den Oberkörper ablegen und einatmend die Spannung lösen. Viele Übungen aus der Rückenlage können als Partnerübungen ausgeführt werden.

99. Schneidersitz, die Partnerin steht hinter dem Rücken. Die Arme werden entweder angewinkelt an der Seite gehalten oder nach oben gestreckt. Die Partnerin setzt Widerstände an den Armen von vorne, hinten, oben, unten, innen und außen, oder Widerstände von oben auf die geschlossenen Fäuste.
Ausatmend *Päckchen packen* und gegen den Widerstand spannen. Die Beckenbodenspannung halten, dann einatmend die Spannung lösen.

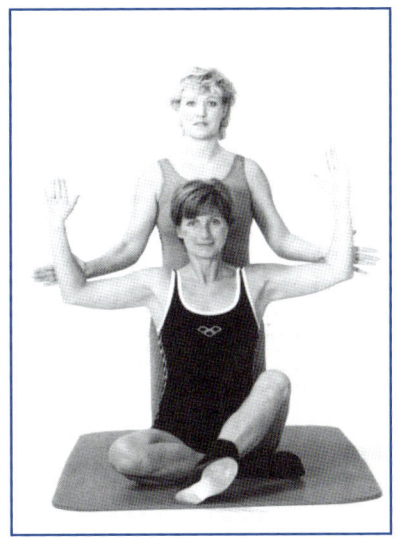

Foto 88: Übung 99

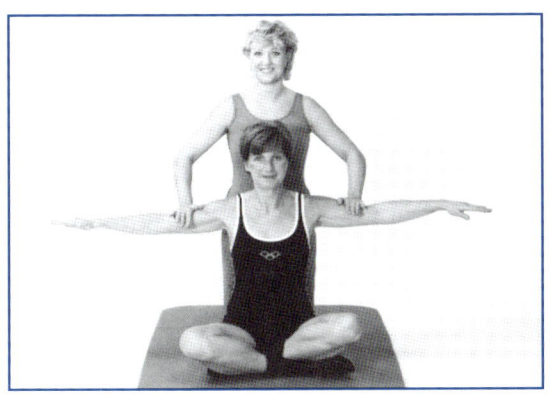

Foto 89: Übung 99

# 10 Entspannung nach dem Training

Die Entspannung ist ein wichtiges Element, um sich seinen eigenen Körper bewusst zu machen und wahrzunehmen. Es ist ein schönes Gefühl, sich von Spannungen zu befreien und den Körper loszulassen.

In unserer heutigen, oft sehr hektischen Zeit werden vermehrt körperliche sowie psychische Spannungsreaktionen erzeugt, die unser Gleichgewicht sehr beeinträchtigen können. Es stellt sich oft das Gefühl des Erschöpftseins und Ausgebranntseins ein. Schalten Sie von den alltäglichen Problemen ab und schaffen Sie durch die Entspannung eine Grundlage für Ihr Wohlbefinden.

Für den gesamten Organismus ist die Balance zwischen Spannung und Entspannung ausschlaggebend, im Zusammenhang von Körper, Geist und Seele. Sie sollten die Gelegenheit nutzen und sich die Zeit nehmen, nach einem gezielten Beckenbodentraining zu entspannen, um das Bewusstsein nochmals ganz auf den Körper und die Körpermitte zu lenken.

Es gibt vielfältige Entspannungstechniken und -möglichkeiten, ob Sie nun alleine zu Hause üben oder, hier sind vor allem die Übungsleiterinnen angesprochen, ob Sie das Beckenbodentraining in Ihre Vereinsstunden integriert haben. Es wäre sehr gut, wenn die Entspannung zu einem Bestandteil Ihrer Übungsstunde würde, denn wie oft kommen die Teilnehmerinnen gestresst zum Unterricht!

### Entspannung zu Hause

Wenn man alleine zu Hause sein Übungsprogramm absolviert hat, bietet es sich an, sich so bequem wie möglich in die Rückenlage zu legen. Eventuell mit einem kleinen Kissen unter dem Hinterkopf, aber auf alle Fälle mit einem dicken Kissen oder zusammengerollten Badetuch unter den Knien, um somit die Lendenwirbelsäule zu entlasten.

Achten Sie darauf, dass das Telefon ausgestellt ist, die Kinder gut versorgt sind und Sie wirklich Ihre Ruhe haben. Eine leise Entspannungsmusik im Hintergrund hat für viele Menschen eine unterstützende Wirkung. Ich möchte hier keine Musiktitel angeben, da es individuell verschieden ist, auf welche Art von Musik man anspricht.

Sie liegen bequem und die Beine fallen locker nach außen. Es soll Sie nichts bewegen, weder innerlich noch äußerlich. Atmen Sie ein und aus und Sie werden merken, wie die Atmung gleichmäßig fließend und tiefer wird.

- Spüren Sie, wie der Körper seine Schwere mit der Ausatmung an den Boden abgibt.
- Der Beckenboden sollte gelöst sein und Sie sollen sich offen und leer fühlen.
- Erleben Sie Ihr tiefes Atemholen und spüren Sie, wie die Bauchdecke sich nach oben wölbt, die Seiten sich weiten, die Lendenwirbelsäule sich in Richtung Boden bewegt und der Beckenboden nachgibt.
- Mit der Ausatmung kehrt alles wieder in seine Ausgangsposition zurück.
- Legen Sie eine Hand auf Ihren Beckenboden, zwischen Schambein und Steißbein und atmen Sie tief und ruhig. Während der Einatmung werden Sie einen leichten Druck an Ihrer Hand spüren und mit der Ausatmung lässt der Druck nach.
- Versuchen Sie nun, mit der Ausatmung zu seufzen oder zu stöhnen. Seufzen löst den Schultergürtel und den Brustkorb. Stöhnen löst das Zwerchfell und damit verbunden die Muskeln der Lendenwirbelsäule und des Bauchs.
- Spüren Sie, wie der Beckenboden an der Bewegung des Atemholens beteiligt ist und wie er mit der Ausatmung entspannt.
- Bei dieser Entspannungsmöglichkeit können Sie bleiben, so lange Sie wollen. Sie werden sich bewusst werden, dass der Beckenboden ein Teil Ihrer Ganzheit ist.

Sollten Sie Probleme haben, auf dem Rücken zu liegen, so probieren Sie es auf der Bauch- oder in der Seitenlage.

Bei der Bauchlage wäre es angebracht, ein Kissen unter den Bauch zu legen.

Bei der Seitenlage sollte das untere Bein gestreckt und das obere angebeugt sein. Eventuell können Sie das angebeugte Bein unterlagern.

Damit auch Sie sich zu Hause mit einer Fantasiereise entspannen können, müssen Sie nicht Ihren Mann oder Freundin bitten, Ihnen einen Text vorzulesen. Es gibt eine wunderschöne CD mit dem Titel: „Reise in die Fantasie". Der Bezugsquellennachweis ist im Anhang dieses Buches aufgeführt.

### Entspannung am Ende der Vereinsübungsstunde

Für die Vereinsstunde können Entspannungstechniken als Partnerübung angewandt werden.

- Spannungen ausstreichen.
- Bequeme und entspannte Rückenlage einnehmen. Die Partnerin umfasst den Oberarm am Schultergelenk von außen und innen mit beiden Händen und streicht mit leichtem Druck den Arm hinunter bis über die Fingerspitzen (2-3-mal).
- Danach folgt der andere Arm.
- Die Partnerin umfasst ein Bein. Eine Hand liegt an der Hüfte, die andere Hand an der Innenseite des Oberschenkels. Mit leichtem Druck wird das Bein ausgestrichen bis über die Fußspitzen hinaus (2-3-mal).
- Danach folgt das andere Bein.

Spüren Sie dabei, wie Ihr Körper schwerer wird, tiefer im Boden liegt und vergleichen Sie die Körperseiten. Die Form, Spannungen auszustreichen, ist auch im Sitzen oder Stehen möglich.

Als Einzelentspannung gibt es für mich eine besonders schöne Möglichkeit, die vor allem die Lendenwirbelsäule und den Beckenbereich anspricht: „die Hängematte" – entnommen aus DTB-Handbuch, Teil 6, Forum 50 PLUS, von Ch. JASCHINIOK („Mit mir im Einklang").

Für diese Übung wird eine vierfach zusammengelegte Wolldecke benötigt, die zu einer festen Rolle zusammengerollt wird.

In der Rückenlage werden die Fußsohlen nacheinander auf den Boden gestellt. Das Hochziehen der Sohlen geschieht mit leichtem Druck der Fersen auf den Boden. Der Bewegungsimpuls setzt mit dem Ausatmen ein.

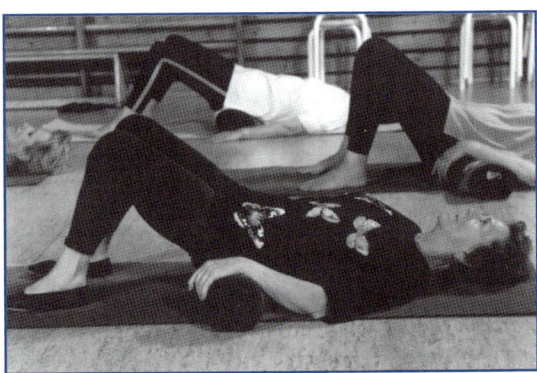

Foto 90

Drücken Sie die Fersen gegen den Boden, heben Sie das Becken etwas an und schieben Sie die Rolle unter das Becken in Kreuzbeinhöhe. Die Position kann verändert werden, bis die Lagerung sich angenehm anfühlt.

Bringen Sie das gebeugte rechte Knie zum Brustkorb und halten Sie es dort mit verschränkten Händen. Drücken Sie das Knie sanft gegen die Brust und verharren Sie einen Moment.

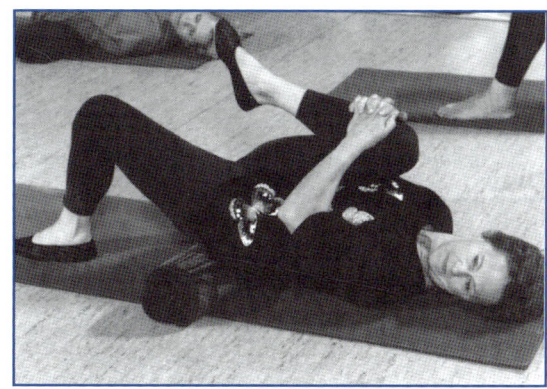

*Foto 91*

Lassen Sie den Atem entspannt fließen. Rollen Sie den Kopf leicht hin und her. Wiederholen Sie die Bewegung mehrmals und sanft, dann wechseln Sie das Knie, indem zunächst das linke Knie zum Brustkorb gebracht wird und das rechte langsam auf den Boden zurückgeht. Bringen Sie nun beide Knie an die Brust, halten Sie mit beiden Händen, jede Hand umfasst ein Knie, bleiben Sie einen Moment lang so liegen. Fühlen Sie, wie die Rolle dem Becken in dieser Stellung hilft, sich so weit wie nur möglich zur Brust hin zu beugen.

Sie spüren, wie Ihr unterer Rücken entspannt zum Boden hin durchhängt, wie in einer Hängematte. Können Sie mit dieser Rundung Erleichterung für den Rücken empfinden? Bleiben Sie in dieser Stellung so lange, wie es Ihnen angenehm erscheint.

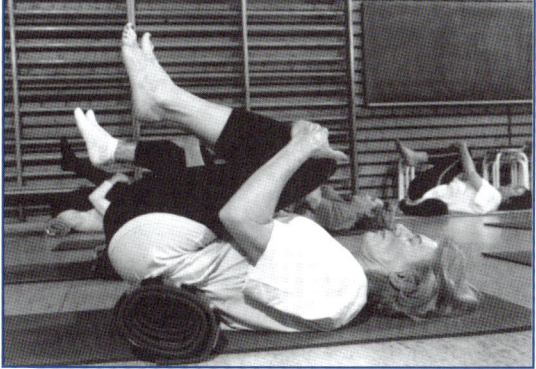

*Foto 92*

107

Bewegen Sie nun Ihre Knie langsam und wiegend weg vom Brustkorb und wieder hin zum Brustkorb. Die Arbeit übernehmen die Hände, die Knie schieben und ziehen in einer sanften Weise. Nehmen Sie bewusst die Auflageveränderungen in Ihrem Becken wahr. Können Sie Druckveränderungen an Stellen des Rückens zum Boden hin fühlen? Beobachten Sie Bewegungsreaktionen in anderen Körperregionen. Je mehr Sie loslassen und geschehen lassen können, desto mehr werden Sie erleben können.

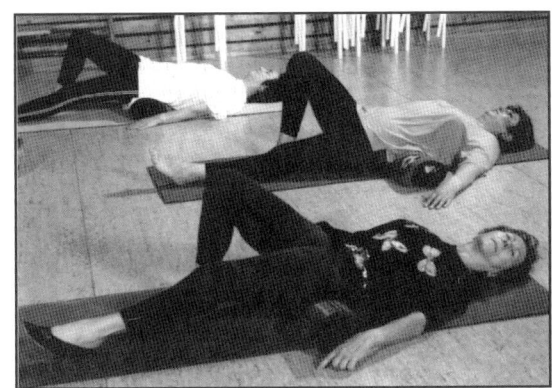

*Foto 93*

Die Beine werden langsam nacheinander zum Boden entlassen, bis die Fußsohlen auf dem Boden stehen. Strecken Sie das rechte Bein aus, indem die Fußsohle auf der Matte nach vorne gleitet. Das linke Bein bleibt gebeugt. Die rechte Ferse gräbt sich in den Boden ein und beginnt eine sanfte, vor-rückschwingende Beuge-Streck-Bewegung. Der linke Fuß stimmt in das Schaukeln helfend mit ein, die Sohle schiebt und zieht. Der Körper kommt in eine schaukelnde Bewegung, deren Bewegungsrichtung fuß- und kopfwärts verläuft. Achten Sie auf die Bewegung des Beckens um die Rolle herum und die Wölbung des unteren Rückens, die sich einmal höhlt und einmal rundet.

Wiederholen Sie die Bewegung mit dem linken ausgestreckten Bein.

Die Füße stehen beide wieder mit gebeugten Knien auf dem Boden. Heben Sie das Becken nur ganz leicht an, um die Rolle herauszuziehen. Atmen Sie gleichmäßig weiter. Das Becken senkt sich auf den Boden. Fühlen Sie, wie der Boden Ihren Körper empfängt. Können Sie fühlen, wie angenehm flach Ihr Rücken aufliegt? Nehmen Sie sich Zeit für diese Erfahrung des Liegens. Wenn Sie sich bereit fühlen, drehen Sie sich auf die Seite und stehen Sie auf.

**Fragen, die die Aufmerksamkeit auf Veränderungen lenken:**
- Fühlen Sie mit geschlossenen Augen, was sich verändert hat.
- Welche Empfindungen spüren Sie im unteren Rücken?
- Können Sie einen glatten Übergang zwischen Rücken und Becken spüren? Haben Sie das Gefühl eines hängenden Beckens?
- Ist die Entspannung in Ihrem Rücken fühlbar?
- Lenken Sie Ihre Aufmerksamkeit hin zu Ihren Füßen und Kniegelenken. Hat sich die Art zu stehen verändert?
- Gehen Sie nun umher und fühlen Sie die Leichtigkeit Ihres Ganges. Nehmen Sie die leichte Stabilität und Gelassenheit wahr.

Eine weitere Möglichkeit ist die Entspannung über gesprochene Worte. Durch die Konzentration auf den Text entweichen wir bewusst dem Alltagsstress. Sorgen und immer wiederkehrende Gedanken können eine Zeit lang vergessen werden und es kommt zu einem Wohlbefinden. Der Raum sollte warm, ruhig und nicht zu hell sein. Eine unterlegte Entspannungsmusik hat auch hier unterstützende Wirkung und dämmt eventuell störende Nebengeräusche ab.

### *Zwei Texte*

**Die Atemreise**
Die Teilnehmerinnen liegen in bequemer Rückenlage mit Unterlagerung der Knie und des Kopfes.

- Augen schließen und spüren, wie der Atem gleichmäßig durch den Körper hindurchfließt.
- Wir begleiten den Atem durch den Körper.
- Wir gehen in Gedanken zur Mundhöhle und spüren, wie der Atem die Mitte sucht. Er fließt von der rechten zur linken Wange und vom Oberkiefer zum Unterkiefer, bis er die Mitte gefunden hat.
- Der Atem setzt seinen Weg fort und fließt durch die Luftröhre in den Brustkorb.
- Der Brustkorb wird ganz weit und dehnt sich aus.
- Der Atem fließt weiter in den Bauchraum. Auch der Bauchraum wird ganz weit und dehnt sich aus.
- Weiter geht der Weg des Atems in den Beckenraum und in die Beckenhöhle. Wir spüren die Wärme und Weite der Beckenhöhle.

- Ein Teil des Atems verlässt den Körper durch den Beckenboden nach außen.
- Der andere Teil fließt weiter durch die Oberschenkel, die Knie, die Unterschenkel bis zu den Füßen und verlässt den Körper durch die Fußsohlen.
- Wir begleiten noch einen zweiten Atemzug und kehren in Gedanken zur Mundhöhle zurück. Danach sich rekeln und strecken und langsam zu sich kommen.

### Die Fantasiereise

Für viele Teilnehmerinnen ist es angenehm, für eine kurze Zeit in das Land der Tagträume abzutauchen. Jeder darf in seiner Lieblingsentspannungslage liegen. Die Augen werden geschlossen, um sich besser auf sich konzentrieren zu können und den fließenden Atem zu spüren.

### Die Insel

- Du bist auf einer Insel mitten im Ozean. Du bist allein und fühlst dich wohl. Stille umgibt dich und Ruhe.
- Die Sonne scheint von einem wolkenlosen Himmel und du spürst ihre Wärme auf deinem Körper. Du fühlst sie auf deinen Armen und Händen und deinen Beinen und Füßen. Es ist ein wunderschöner Tag und du fühlst dich frei wie ein Vogel, frei von allen Nöten und Sorgen. Du läufst mit nackten Füßen am Strand entlang.
- Du spürst den Sand warm an deinen Füßen. Die Wärme strömt durch deinen Körper und du fühlst Ruhe und Wärme in dir. Vor dir liegt das Meer.
- Du hörst das leise Rauschen der Wellen und die Wellen bewegen sich auf und ab, auf und ab wie dein Atem. Auf und ab – gleich ein und aus. Dein Atem fließt ruhig und gleichmäßig. Es atmet dich.
- Du drehst dich um und siehst hinter dir blühende Büsche, Bäume und Palmen, seltsam und bizarr geformt. Du hörst Geräusche, Geräusche von Tieren, angenehm singend und summend. Du gehst weiter und hast Lust, dich in den Sand zu legen.
- Du spürst auf deiner Haut den weichen, warmen Sand.
- Eine zarte Brise streicht über deinen Körper und du fühlst dich wohl. Du bist eins mit dir und eine große Ruhe durchströmt dich.
- Du schaust zum Himmel und grenzenlos ist dein Blick.
- Langsam stehst du auf, schüttelst den Sand von deiner Haut und gehst zurück in die Wirklichkeit.

**Langsam wieder zu sich kommen**
- Hände auf und zu machen.
- Hände und Füße kreisen.
- Räkeln, strecken und gähnen.
- Eine kleine Weile liegen bleiben und das Gefühl der wohligen Entspannung genießen.

Entspannungstexte sollten langsam und mit Pausen gelesen werden, damit jeder die Möglichkeit hat, sich seiner Vorstellungskraft und Empfindung hinzugeben.

# 11 Tipps für den Alltag

Die Wiederherstellung einer funktionsfähigen Beckenbodenmuskulatur kann nur aus der Summe von Maßnahmen entstehen, die getroffen werden. Darüber hinaus sollte man schädigende Einflüsse vermeiden. Da es bei den Übungen auf Präzision ankommt, ist weniger oft mehr. Die Grundregel lautet: lieber kürzer, dafür regelmäßig üben. Wählen Sie sich z.B. 2-3 Übungen aus dem Programm aus und beachten Sie bei der Ausführung jede Kleinigkeit. Wie:

1. Ist mir das Prinzip des *Päckchenpackens* klar?
2. Atme ich richtig?
3. Kann ich die Spannung des Beckenbodens wahrnehmen oder spüre ich einen Druck?
4. Handle ich nach dem Prinzip des Kräftetrainings: auf maximale Anspannung folgt doppelt so lange Entspannung?

Sie sollten die Übungen mit der Zeit als selbstverständlich in Ihren Tagesrhythmus integrieren. Wenn Sie mehrmals am Tag zum Üben kommen, ist es bestimmt kein Schaden. Durch das regelmäßige Üben kommt es zu einer gewollten Automatisierung der Beckenbodenspannung. Um schädigende Einflüsse zu vermeiden und um den Beckenboden im Alltag zu entlasten, gibt es Folgendes zu beachten: nicht schwer heben und tragen, vor allem bei akuter Harninkontinenz! Da sich das Heben und Tragen nicht immer vermeiden lässt, gilt hier das Prinzip der „Rückenschule".

- Ausgangsstellung: leichte Grätsche oder Schrittstellung.
- Mit geradem Rücken in die Hocke gehen.
- Das Becken in Mittelstellung bringen und die Beckenbodenmuskulatur anspannen.
- Dann den Gegenstand mit angespannten Muskeln und geradem Rücken anheben.

Auch bei langem Stehen und bei Erschütterung, wie beim die Treppe heruntergehen, ist es sinnvoll, den Beckenboden anzuspannen, um einen Druck nach unten zu vermeiden.

- Es ist auf eine sorgfältige Blasenentleerung zu achten. Insbesonders sollte man den Gang zur Toilette nicht verschieben, wenn man einen Harndrang verspürt.
- Eine regelmäßige Verdauung ist zu beachten, dass es erst gar nicht zum Pressen kommt, denn das Pressen schwächt den Beckenboden.
- Keine einengende Kleidung tragen.
- Die Absatzhöhe der Schuhe öfters wechseln.
- Bei der Hausarbeit auf körpernahes Arbeiten achten, z.B. beim Staubsaugen.

Um sich tagsüber die Beckenbodenmuskulatur immer wieder bewusst zu machen, sollten Sie die so genannten *Kneifübungen* mit einbeziehen, wann immer Sie wollen, z.B. am Morgen, bevor Sie aufstehen. Stellen Sie die Beine auf und stützen zur Kontrolle den Beckenboden mit einer Hand. Spannen Sie die Muskulatur an und spüren Sie, wo gleichzeitig zusammengekniffen, hochgesaugt und zugeschnürt wird. Dabei gleichmäßig atmen. Halten Sie die Spannung 5-10 Sekunden und entspannen Sie danach doppelt so lang. Wiederholen Sie die Übung fünfmal.

In allen Alltagssituationen kann der Beckenboden durch Kneifen angespannt werden. Z.B. beim Zähneputzen, beim Telefonieren, beim Kartoffelschälen, beim Bügeln, während des Autofahrens an der roten Ampel, in Wartezimmern, beim Schlangestehen im Einkaufsmarkt, wenn Sie mit den Kindern oder Enkeln am Boden spielen, beim Fernsehen, beim Lesen eines Buches.

Dieses systematische Training ‚rund um die Uhr' wird mit Sicherheit zum Erfolg führen. Auch Entlastungsübungen für Bauch- und Beinvenen sollten in Ihr tägliches Programm aufgenommen werden, vor allem, bevor Sie mit gezielten Beckenbodenübungen aus dem Programm beginnen. Eine Frage zum Schluss: Haben Sie Ihren Beckenboden während des Lesens dieses Kapitels angespannt? Wenn nicht, dann holen Sie es jetzt nach!

## Bildnachweis

Umschlaggestaltung: Birgit Engelen, Stolberg
Titelfoto: Volker Minkus, Isernhagen/ Autorenfoto: Steffen Hauswirth, Pfinztal
Fotos: Steffen Hauswirth, Pfinztal
Grafiken: Ulla Häfelinger, Pfinztal

# TEIL C
# LITERATUR UND WEITERBILDUNG

## 12 Literaturhinweise

CANTIENI, B.: Tiger Feeling. Verlag Gesundheit, Berlin 1997.

HESTERBERG-KERN, H.: Let's move. Elwin Staude Verlag, Hannover 1997.

JASCHINIOK, CH.: Mit mir im Einklang. DTB-Handbuch Teil 6, Frankfurt/Main 1996.

GOTVED, H.: Harninkontinenz ist überwindbar. Trias Verlag, Stuttgart 1991.

GOTVED, H.: Beckenboden und Sexualität. Trias Verlag, Stuttgart 1991.

KELLER, L.: Rückbildungsgymnastik. Falken Verlag, Niedernhausen/Ts. 1996.

KEMPF, H.-D.: Die Rückenschule. rororo, Hamburg 1996.

KIMMERLE, E.: Aktivität gibt Sicherheit. DTB-Handbuch Teil 6, Frankfurt/Main 1996.

KITCHENHAM-PEC, S./BOPP, A.: Beckenbodentraining. Trias Verlag, Stuttgart, 1995.

KRAHMANN/KALTENBACH: Harninkontinenz und Senkungsbeschwerden der Frau. Pflaum Verlag München 1994.

DR. MED. LEIKAM, G.: Sprechstunde Blasenschwäche. Gräfe und Unzer Verlag, München 1996.

MARKERT, CH.: Dantien. Hugendubel Verlag, München 1997.

SHARAMON, S./BAGINSKI, B.: Das Chakra-Handbuch. Windpferd Verlag, Aitrang 1988.

Bezugsquellennachweis für die Entspannungs-CD: „Reisen in die Fantasie": Jaschiniok, Christiane; Persantestr.11, 14167 Berlin

# 13 Mitglieds- und Landesturnverbände des DTB

Badischer Turner-Bund, Geschäftsstelle, Postfach 1405, 76003 Karlsruhe, Stephanienstr. 86, 76133 Karlsruhe, T (07 21) 1 81 50, Fax (07 21) 2 61 76

Bayerischer Turnverband, Geschäftsstelle, Georg-Brauchle-Ring 93, 80992 München, T (0 89) 1 57 02-313 bis 3 23, BLSV-Postfach 50 01 20, 80971 München, Fax (0 89) 1 57 02-317

Berliner Turnerbund, Geschäftsstelle, Vorarlberger Damm 39, 12157 Berlin, T (0 30) 7 87 94 50, Fax (0 30) 7 88 31 63

Märkischer Turner-Bund Brandenburg, Geschäftsstelle, Zeppelinstr. 114-117, Haus 5, 14471 Potsdam, T (03 31) 90 11 77, Fax (03 31) 90 11 78

Bremer Turnverband, Geschäftsstelle, Violenstr. 27, 28195 Bremen, T (04 21) 32 65 92

Verband für Turnen und Freizeit – Landesorganisation Hamburg, Geschäftsstelle, Schäferkampsallee 1, Haus des Sports, 20357 Hamburg, T (0 40) 41 90 82 37, Fax (0 40) 41 90 82 02

Hessischer Turnverband, Geschäftsstelle, Postfach 15 68, 61105 Bad Vilbel, T (0 61 01) 54 61-0, Fax (0 61 01) 54 61 20

Turnverband Mecklenburg-Vorpommern, Geschäftsstelle, Satower Str. 13, 18059 Rostock, T u. Fax (03 81) 4 00 29 65

Turnverband Mittelrhein, Geschäftsstelle, Haus des Turnens, Rheinau 10, 56075 Koblenz, T (02 61) 13 51 50, Fax (02 61) 13 51 59

Niedersächsischer Turnerbund, Geschäftsstelle, Postfach 44 09, 30044 Hannover, Maschstr. 18, 30169 Hannover, T (05 11) 9 80 97 – 0, Fax (05 11) 9 80 97 - 12

Pfälzer Turnerbund, Geschäftsstelle, Am Schlagbaum 5, 67655 Kaiserslautern, T (06 31) 340 34 70, Fax (06 31) 4 28 68

Rheinhessischer Turnerbund, Geschäftsstelle, Jahnstr. 4, 55124 Mainz, T (0 61 31) 9 41 70, Fax (0 61 31) 3 40 34 71

Rheinischer Turnerbund, Geschäftsstelle, Stadion an der Paffrather Straße 133, 51465 Bergisch Gladbach, Postfach 20 07 45, 51437 Bergisch Gladbach, T (0 22 02) 20 03-0, Fax (0 22 02) 20 03-90

Saarländischer Turnerbund, Geschäftsstelle, Hermann-Neuberger-Sportschule, Gebäude 54, 66123 Saarbrücken, T (06 81) 3879-226,227,228 u. 229, Fax (06 81) 3879-230

Turnverband Sachsen-Anhalt, Geschäftsstelle, Manfred-Stern-Str. 7, 06128 Halle, T (03 45) 1 20 02 16, Fax (03 45) 1 20 02 17

Sächsischer Turnverband, Geschäftsstelle, Marschnerstr. 29, 04109 Leipzig,T (03 41) 2 16 31 23, 2 16 31 39, 2 16 31 40, Fax (03 41) 2 16 31 39

Schleswig-Holsteinischer Turnverband, Geschäftsstelle, „Haus des Sports", Winterbeker Weg 49, 24114 Kiel, T (04 31) 6 48 61 55,
Fax (04 31) 68 53 06

Schwäbischer Turnerbund, Geschäftsstelle, Postfach 50 10 29, 70340 Stuttgart, T (07 11) 57 55 60, Fax (07 11) 5 75 56 76

Thüringer Turnverband, Geschäftsstelle, Arndtstr. 5, 99096 Erfurt, T u. Fax (03 61) 3 45 94 49 oder T (03 61) 6 43 43 25

Westfälischer Turnerbund, Geschäftsstelle, Landesturnschule Oberwerries, 59073 Hamm, T (0 23 88) 3 00 00-0, Fax (0 23 88) 10 74

Akademischer Turnbund, Geschäftsstelle, Röntgenstr. 21, 70736 Fellbach, T (07 11) 5 75 56 80, Fax (07 11) 5 75 56 76

Bayerischer Turnspiel-Verband, Geschäftsstelle, Georg-Brauchle-Ring 93, 80992 München, T (0 89) 1 57 02-3 73, Fax (0 89) 1 57 46 41

# Wo Sport Spaß macht

DTB

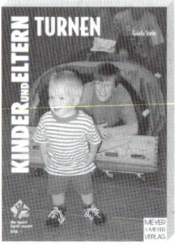

Gisela Stein
**Kinder und Eltern turnen**

ISBN 3-89124-897-0
€ 16,90 / SFr 29,00

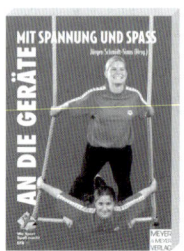

Jürgen Schmidt-Sinns
(Hrsg.)
**An die Geräte**
Mit Spannung und Spaß

ISBN 3-89124-786-9
€ 18,90 / SFr 32,10

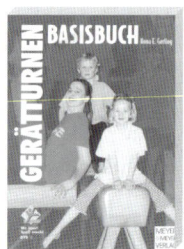

Ilona E. Gerling
**Basisbuch Gerätturnen**

ISBN 3-89124-887-3
€ 16,90 / SFr 29,00

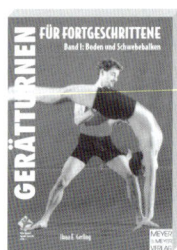

Ilona E. Gerling
**Gerätturnen
für Fortgeschrittene**
Band 1

ISBN 3-89124-656-0
€ 18,90 / SFr 32,10

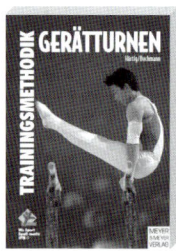

Roswita Härtig
& Günter Buchmann
**Gerätturnen
Trainingsmethodik**

ISBN 3-89124-988-8
€ 23,90 / SFr 32,10

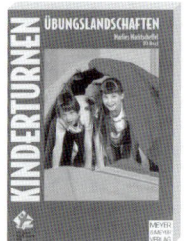

Marlies Marktscheffel
& DTJ (Hrsg.)
**Übungslandschaften
im Kinderturnen**

ISBN 3-89124-658-7
€ 16,90 / SFr 29,00

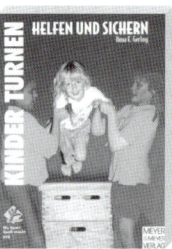

Ilona E. Gerling
**Kinder turnen**
Helfen und Sichern

ISBN 3-89124-808-3
€ 16,90 / SFr 29,00

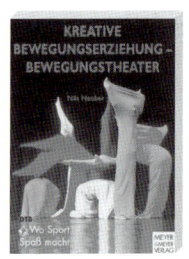

Nils Neuber
**Kreative
Bewegungserziehung
– Bewegungstheater**

ISBN 3-89124-595-5
€ 16,90 / SFr 29,00

Möchten Sie noch mehr Informationen über unseren Verlag oder zu weiteren Büchern?

► Besuchen Sie uns online:
www.m-m-sports.com

Gerne senden wir Ihnen auch unsere Kataloge zu.

Für Fragen und Bestellungen steht Ihnen unsere **Hotline** zur Verfügung.

► Wählen Sie einfach: **+49 (0)1 80 - 5 10 11 15**
(0,12 € pro Minute)

Wir freuen uns auf Ihren Anruf!

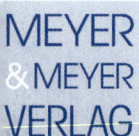

MEYER & MEYER VERLAG

MEYER & MEYER Verlag | Von-Coels-Straße 390 | D-52080 Aachen | Fax +49 (0)2 41-9 58 10-10

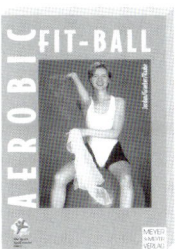

Alexander Jordan &
Ines Graeber &
Sylvia Raabe
**Fit-Ball Aerobic**

ISBN 3-89124-675-7
16,90 / SFr 29,00

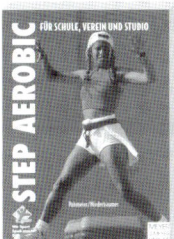

Iris Pahmeier &
Corinna Niederbäumer
**Step Aerobic**

ISBN 3-89124-798-2
€ 16,90 / SFr 29,00

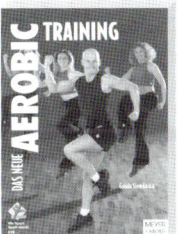

Gunda Slomka u. a.
**Das neue Aerobic-Training**

ISBN 3-89124-839-3
€ 18,90 / SFr 32,10

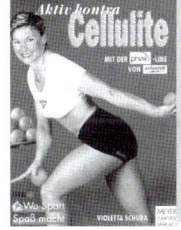

Violetta Schuba
**Aktiv kontra Cellulite**

ISBN 3-89124-539-4
€ 16,90 / SFr 29,00

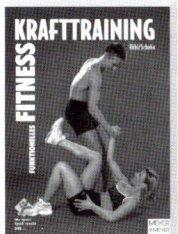

Jörn Rühl &
Violetta Schuba
**Funktionelles Fitnesskraft-
training**

ISBN 3-89124-938-1
€ 16,90 / SFr 29,00

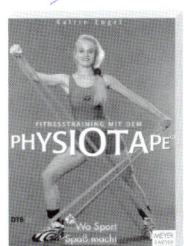

Katrin Engel
**Fitnesstraining
mit dem Physiotape®**

ISBN 3-89124-457-6
€ 14,90 / SFr 25,80

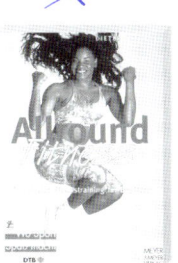

Dieter Koschel
**Allround – Fitness**
Vielseitiges Fitnesstraining
für Beginner

ISBN 3-89124-417-7
€ 14,90 / SFr 25,80

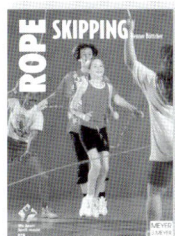

Henner Böttcher
**Rope Skipping**

ISBN 3-89124-917-9
€ 14,90 / SFr 25,80

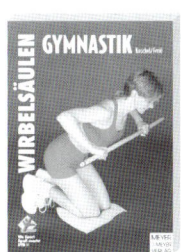

Dieter Koschel &
Corinne Ferié
**Vorbeugende
Wirbelsäulengymnastik**

ISBN 3-89124-890-3
€ 14,90 / SFr 25,80

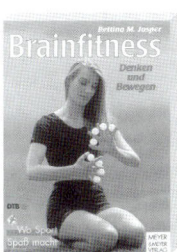

Bettina M. Jasper
**Brainfitness**
Denken und Bewegen

ISBN 3-89124-458-4
€ 16,90 / SFr 29,00

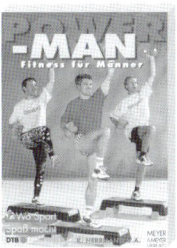

Klaus Herrmann u. a.
**Power-Man**
Fitness für Männer

ISBN 3-89124-520-3
€ 14,90 / SFr 25,80

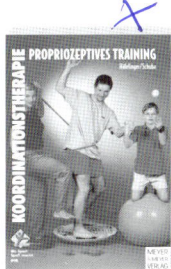

Ulla Häfelinger &
Violetta Schuba
**Koordinationstherapie**
Propriozeptives Training

ISBN 3-89899-001-X
€ 16,90 / SFr 29,00

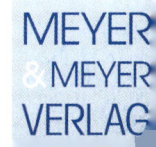

MEYER & MEYER Verlag | Von-Coels-Straße 390 | D-52080 Aachen | Fax +49 (0)2 41 - 9 58 10-10

# Zeitschriften des DTB

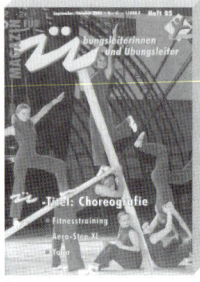

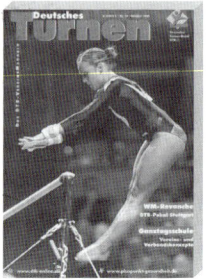

 ist die anspruchsvolle, attraktive Fachzeitschrift des Deutschen Turner-Bundes für engagierte Übungsleiter/innen, Turner/innen, Freizeit- und Breitensportler/innen.

**Deutsches Turnen** ist die Verbandszeitschrift des Deutschen Turner-Bundes (DTB). Sie befasst sich mit den Inhalten der Verbandsarbeit des Deutschen Turner-Bundes und seiner Mitglieder und ist das „amtliche Organ" des DTB.

## Was bietet  ?

- Praxisorientierte Beiträge zum Freizeit- und Gesundheitssport
- Anregungen für die Übungsstunden mit Kindern, Älteren usw.
- Neuigkeiten über die fachliche Arbeit des Deutschen Turner-Bundes
- Berichte über Aktivitäten im Verein
- Preiswerte Fortbildungsmöglichkeiten für alle Übungsleiter/innen

Im Jahresabonnement beziehen Sie sechs Ausgaben zum Preis von € 21,- inkl. Versand, Einzelhefte kosten € 4,- .

## Was bietet **Deutsches Turnen**?

- Darstellung der Verbandsaktivitäten aus den Bereichen Verbandsführung, Sport, Allgemeines Turnen, Jugend
- Programmatische Themen zur Verbandspolitik des DTB und der Deutschen Turner-Jugend
- Forum für sport- und gesellschaftspolitische Themen
- Forum für Aktivitäten aus den Landesturnverbänden und Turnkreisen
- Präsentation von Projekten mit Partnern des DTB
- Vereinsservice

Im Jahresabonnement beziehen Sie zwölf Ausgaben zum Preis von € 34,- inkl. Versand, Einzelhefte kosten € 3,50.

# Wo Sport Spaß macht

**DTB**

### Zur DTB-Schriftenreihe „Wo Sport Spaß macht":

Seit Anfang 1996 gibt der Deutsche Turner-Bund im **Meyer & Meyer Verlag** die Schriftenreihe „Wo Sport Spaß macht" heraus. Das Motto ist gleichzeitig Programm, denn allen Büchern dieser Reihe ist gemeinsam, dass sie aktuelle Trends und bewährte Angebote unter neusten wissenschaftlichen Erkenntnissen „rüberbringen" sollen.
Etwa sechs neue Titel erscheinen jährlich in der Schriftenreihe. Kompetent und praxisnah werden die aktuellen Trends und Entwicklungen im Sport für die Vereinspraxis aufbereitet. Die Themenpalette reicht vom Kinderturnen und Gerätturnen über alle Formen von Gymnastik und Aerobic sowie Fitness- und Gesundheitssport für jede Altersstufe bis hin zum Sport mit Älteren „50 plus". Mit der Schriftenreihe „Wo Sport Spaß macht" bietet der DTB als Verband für Turnen und Gymnastik einen weiteren Baustein seiner Dienstleistung für Übungsleiterinnen und Übungsleiter in Vereinen.

Die Schriftenreihe stellt eine sinnvolle Ergänzung des bundesweit flächendeckenden Aus- und Fortbildungsystems im DTB und seinen Landesunterverbänden dar.

Weitere Informationen zum aktuellen Prgramm der Aus- und Fortbildung sind zu erfragen beim zuständigen Landesunterverband sowie zentral in der DTB-Geschäftsstelle, Otto-Fleck-Schneise 8 in 60528 Frankfurt/Main (Tel. 069 - 6 78 01 - 179).

Der DTB bietet darüber hinaus weitere Materialien zum Turnen, zur Gymnastik und zum Aerobic an: Musikkassetten und -CDs, Handbücher, Kleingeräte, Sportbekleidung und vieles mehr.

Fordern Sie unverbindlich den aktuellen Katalog an beim:

**DTB Shop**
Otto-Fleck-Schneise 10a
D - 60528 Frankfurt/Main
Tel. 069 - 67 80 10 38,
Fax: 069 - 67 80 1 108

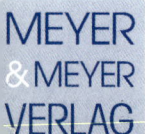

**MEYER & MEYER** Verlag | Von-Coels-Straße 390 | D-52080 Aachen | Fax +49 (0)2 41-9 58 10-10